任应秋医学丛书

阴阳五行

任应秋 著

任廷革 整理

U0308784

中国中医药出版社
·北京·

图书在版编目（CIP）数据

阴阳五行 / 任应秋著；任廷革整理 . —北京：中国中医药出版
社，2020.7
（任应秋医学丛书）
ISBN 978 – 7 – 5132 – 6204 – 0

Ⅰ. ①阴… Ⅱ. ①任… ②任… Ⅲ. ①中医学—阴阳五行说
Ⅳ. ① R22

中国版本图书馆 CIP 数据核字（2020）第 069563 号

中国中医药出版社出版

北京经济技术开发区科创十三街 31 号院二区 8 号楼
邮政编码　100176
传真　010-64405750
河北品睿印刷有限公司印刷
各地新华书店经销

开本 850×1168　1/32　印张 3.25　字数 52 千字
2020 年 7 月第 1 版　2020 年 7 月第 1 次印刷
书号　ISBN 978 – 7 – 5132 – 6204 – 0

定价　25.00 元
网址　www.cptcm.com

社 长 热 线　010-64405720
购 书 热 线　010-89535836
维 权 打 假　010-64405753

微信服务号　**zgzyycbs**
微商城网址　**https://kdt.im/LIdUGr**
官方微博　**http://e.weibo.com/cptcm**
天猫旗舰店网址　**https://zgzyycbs.tmall.com**

如有印装质量问题请与本社出版部联系（010-64405510）

内
容
提
要

　　阴阳五行学说，是中国古代哲学"本根论"的主
要内容。学习中医学，尤其是学习《素问》《灵枢》
的理论，要弄清楚阴阳五行的道理才可入门，否则
不容易把医学理论系统地联系起来。《阴阳五行》是
《任应秋医学丛书》中的一本，本书编写的主要目的
欲使读者对阴阳五行学说在不费太多的时间内，能够
获得较系统的理解。在书中任应秋先生提出了阴阳、
五行的两大规律，并联系《素问》《灵枢》所言之生
理、病变、诊断、治疗、摄生等各个方面来叙述。书
末附安东石寿棠先生所撰《阴阳互根论》《五行生克
论》《阴阳治法大要论》等三文，以拓展读者的思路。
本书适合中医爱好者、中医院校师生阅读参考。

　　任应秋（1914—1984）是著名的中医学家和中医教育家，一生论著等身，其学术研究涉及医史、文献、方药、医古文、中医基础理论、中医各家学说等诸多领域，特别是在《黄帝内经》《伤寒论》《金匮要略》等经典著作的研究方面，不论是研究方法，还是研究成果，对业界的影响都是历史性的。2015年1月，《任应秋医学全集》在中国中医药出版社出版，2017年此书获得第四届中国出版政府奖。《任应秋医学全集》全面展示了任应秋先生的学术思想、治学的方法和成果，但因价格较高、部头较大，普通读者不易购买阅读，为了弘扬优秀的中医文化，传承中医，满足广大普通读者的需求，现将任应秋先生的著作重新进行整理分类，陆续出版单行本。单行本之前均加了简单的整理说明，内容基本保持原貌，总名为《任应秋医学丛书》。

整理者

2019年1月

　　《阴阳五行》系任应秋1959年的作品。任应秋有感于"学习中医学，尤其是学习《素问》《灵枢》的理论，不先弄清楚阴阳五行的道理，便不得其门而入，不容易把医学理论系统地联系起来"，故撰写此书，欲使读者对阴阳五行学说，在不费太多的时间内，能够获得较系统的理解。本次整理，未对原文进行大的修改，只是根据现代出版规范纠正了个别用字，力求展现任应秋先生早期的学术观点，使读者能够全面、立体地了解其学术体系。

整理者

2020年3月

阴阳五行学说，是中国古代哲学"本根论"的主
要内容，无论言道、言气、言理，都不能舍弃阴阳五
行。据《汉书·艺文志》记载：阴阳二十一家，凡
三百六十九篇；五行三十一家，凡六百五十二卷。然
书皆不传，虽或散见于诸籍，已不复自成体系。今能
见者，惟隋·萧吉的《五行大义》，中多引古佚书，
尚能窥测其崖略而已。

古代阴阳五行学说，多驳杂而不纯。如《淮南
子》《易传》，如《管子》《汉书》《春秋繁露》等，无
不如此。惟《素问》《灵枢》所言，则纯从医学的运
用立说，不牵涉历史、社会诸问题，最接近原始的、
素朴的辩证唯物主义之本来面目。抑且学习中医学，
尤其是学习《素问》《灵枢》的理论，不先弄清楚阴
阳五行的道理，便不得其门而入，不容易把医学理论
系统地联系起来。本书编写的主要目的，即欲使读者
对阴阳五行学说，在不费太多的时间内，能够获得较

系统的理解，而为治中医学之橐籥。

本书提出了阴阳、五行的两大规律，而阴阳五行的运动规律很少有人给以适当的确定。作者亦不过是抛砖引玉，大胆地提出一些认识，以引起对阴阳五行学说修养有素的学者和读者的关注，并愿共为争鸣，互相讨论，使阴阳五行的基本规律这一问题，能得出较好的结论来。若以本书所谈的即为定论，则非知我者之言。

要弄清阴阳五行规律的企图，在于能借此更好地研究整理中医学。因而本书亦联系着《素问》《灵枢》所言之生理、病变、诊断、治疗、摄生等各个方面来叙述。但所叙述的，亦不过是例举而已，不能说医学中阴阳五行之理毕于是矣。

《素问》《灵枢》，不仅是中医学基本理论的渊薮，亦是阴阳五行学说较有系统而仅存的典籍。因此本书在叙述中，除必要之处略引他书而外，绝大部分皆以《素》《灵》两书为依据，这样便于对《素》《灵》两书的学习。

河图与洛书，是古代推衍阴阳五行象数的唯一的两个公式。诸书所载，理均深讳难晓。笔者昔年曾撰浅说一篇，未曾披露，特附于书末，供读者参考，对理解阴阳之分"太""少"，五行之论"生""成"诸理，不无小补。

安东石寿棠先生所撰《阴阳互根论》《五行生克论》《阴阳治法大要论》等三文，载于先生所著的《医原》上卷，分别将阴阳五行诸理贯通于医学理论和临证治疗中叙述，即事论理，深入浅出，切实而不浮泛，细说而能条贯，确是实用的好文章。而《医原》这书又流传不广，知者甚鲜，作者特予分节断句，附于书末，以补本书之不逮也。

　　时或见到讨论阴阳五行的文章，辄列生克圆环图，意在帮助说理，未尝不是好事。但五行"土"居中央，这是不易之理，今以土与四行并列圆环，而四行的方位亦任意布置，如《医宗金鉴》等书实始为之，作者认为文字已足以说明其理，无须画蛇添足也。

任应秋

识于北京 1959 年 11 月

"阴阳五行学说"是贯穿于中医学理论的指导思想，学习中医学而不尽先弄清楚阴阳五行的道理，其事必倍费，其学必无成。不信，请看明代张景岳先生的意见。他说：

凡诊病施治，必须先审阴阳，乃为医道之纲领。阴阳无谬，治焉有差？医道虽繁，而可以一言蔽之者，曰阴阳而已。故证有阴阳，脉有阴阳，药有阴阳。以证而言，则表为阳，里为阴；热为阳，寒为阴；上为阳，下为阴；气为阳，血为阴；动为阳，静为阴；多言者为阳，无声者为阴；喜明者为阳，欲暗者为阴；阳微者不能呼，阴微者不能吸；阳病者不能俯，阴病者不能仰。以脉而言，则浮大滑数之类皆阳也，沉微细濇之类皆阴也。以药而言，则升散者为阳，敛降者为阴；辛热者为阳，苦寒者为阴；行气分者为阳，行血分者为阴；性动而走者为阳，性静而守者为阴。此皆医中之大法。至于阴中复有阳，阳中复有阴；疑似之间，辨须的确，此而不识，极易差讹，是又最为紧要。然总不离于前之数者。但两气相兼，则此少彼多，其中便有变化，一皆以理测之，自有显然可见者。若阳有余而更施阳治，则阳愈炽而阴愈消；阳不足而更用阴方，则阴益盛而阳斯灭矣。设能明彻阴阳，则医理虽玄，思过半矣。(《景岳全书·传忠录·阴阳》)

张氏之说，好像是只谈阴阳而不及五行，其实，阴阳实为五行所衍生，言阴阳，五行即在其中。如张氏所言动者、升者，皆木之性也；明者、热者，皆火之性也；静者、守者，皆土之性也；敛者、降者，皆金之性也；暗者、寒者，皆水之性也。所以周敦颐[1]说：

阳变阴合，而生水火木金土，五气顺布，四时行焉。五行，一阴阳也；阴阳，一太极也；太极，本无极也。五行之生也，各一其性。无极之真，二五之精，妙合而凝。乾道成男，坤道成女。二气交感，化生万物，万物化生，而变化无穷焉。(《太极图说》)

物体的阴阳两方面，不断地一动一静地运动着，五行万物，均由此而化生；因此，阴阳为五行之合，五行为阴阳之分，阴阳中各具五行，五行里互含阴阳。正如《素问》所说：

天有五行御五位，以生寒、暑、燥、湿、风。……在天为风，在地为木；在天为热，在地为火；在天为湿，在地为土；在天为燥，在地为金；在天为寒，在地为水。故在天为气，在地成形，形气相感，而化生万物矣。然天地者，万物之上下也；左右者，阴阳之道路也；水火者，阴阳之征兆也；金木者，生成之终始也。(《素问·天元纪大论》)

天为阳，地为阴；风为五行木之气，热为五行火之气，湿为五行土之气，燥为五行金之气，寒为五行水之气。是五行之气，不断地在天地阴阳中变化着。如何变化呢？天阳地阴，上下异位；地阴之气，由左而升，天阳之气，由右而降；左升右降，即阴阳上下交通之所由，亦即五行之气变化所从出。如地阴初从左升，而为春季风木之气；升而至极，而为夏季热火之气；升已而降，天阳初从右降，而为秋季燥金之气；降而至极，而为冬季寒水之气。凡此变化，阴阳虽不可得而见，而五行的水火，确为阴阳所在的验证。春木之气初升，为万物发生所由始；秋金之气初降，为万物收成所由终。金木水火，阴阳终始之气，无一不有赖于土之变化，阴阳五行不可割离的关系有如此者。

　　凡此阴阳五行的关系，在认识自然界现象的变化是如此，在认识人体中的生理现象也是如此，并借此沟通了人体与自然界相互影响的关系，这是中医学理论之所从出。所以说，如果不把阴阳五行的道理尽先会通，是很难进入中医学理论的大门的。

目录

一、阴阳五行的发现

生活在大自然环境中的远古人类，不断地接触到日往、月来、白天、黑夜、晴朗、阴雨种种两极现象的变化，便很自然地产生了"阴""阳"的两个观念。尤其是，农业发展至殷代已成为主要的生产方式，这从卜辞[2]中所述及关于农业的情况便可以知道。由于人们重视农业生产，自然就会引起重视"时间"的观念。例如古代最古老的一首民歌说道：

日出而作，日入而息；凿井而饮，耕田而食。帝力于我何有哉？（《帝王世纪·击壤歌》）

农耕者的作息时间，完全受着日出、日入的支配，日出为阳，日入为阴。所以《管子·四时》中亦说：

日掌阳，月管阴。

是阴阳，在早期人类的观念中，不过是正和反两个方面的现象。

由于生产不断发展的关系，人们越来越重视时间阴阳的变换，所以我国的历法亦早在殷代便创始了。殷代的历法，是以太阴为依据的，纪月的方法是以月的一次圆缺为标准。月有大建、小建，又必须与太阳年合，因而便置"闰月"。阴阳的概念便愈来愈扩大了，如医和说：

六气曰阴、阳、风、雨、晦、明也。分为四时，序为五节。(《左传·昭公元年》)

这不仅说明一年当中的四季五节，出于阴阳诸气的变化而发生，亦开始把自然界的气候变化运用于医学上了。这里虽是阴阳、风雨、晦明并言，实则"风"与"明"均为阳气，"雨"与"晦"均为阴气，所以一般均言阴阳而不以六气并称了。例如《国语·周语》说：

阴阳分布，震雷出滞。

夫天地之气，不失其序；若过其序，民乱之也。阳伏而不能出，阴迫而不能蒸，于是有地震。今三川实震，是阳失其所而填阴也。阳失而在阴，原（源）必塞。

阴阳次序，风雨时至。

阴阳的概念，至此已大大推进了一步。首先，认为自然界的阴阳变化是有一定秩序的，阴阳本身，实代表着两种极巨大的自然力。其次，认识到阴阳变化的秩序如果乱了，自然界就要发生变异。

五行观念，最迟亦是在殷代便已开始发生了，也是殷人在生活实践中体验出来的。其发生的过程，可能是先有五方观念，再对五材（五种材质）有具体的认识，逐渐发展为认识事物变化规律的五行学说。胡厚宣氏说：

> 殷代确有五方之观念，则可由卜辞证之。如帝乙帝辛时卜辞有曰：……东土受年，南土受年，西土受年，北土受年。此卜商与东南西北四方受年之辞也。商者，亦称中商。……中商而与东南西北并贞，则殷代已有中东南西北五方之观念明矣。……然则，此即后世五行说之滥觞。（《论殷代五方观念及"中国"称谓之起源》）

这是一种有意义的说明，五方观念和一年的春夏秋冬加上"中节"互相配合，循环不已，年复一年，是和农业生产有密切的关联的。卜辞中还有关于四方风雨的记载。例如《卜辞·通纂·天象门》中载：

> 癸卯今日雨：其自西来雨？其自东来雨？其自北来雨？

其自南来雨？

为什么一雨要问东南西北的方向呢？在当时的殷人看来，不同方向的风雨，结合到农业生产上说，可以发生不同的作用，因而产生了对不同方向风雨的认识。这对后世的五行说，仍有极大联系的。

五方观念不断地发展，到了春秋时候，人们便很清楚地认识了自然界存在着五种物质元素，即水、火、金、木、土。如《左传·襄公二十七年》中说：

天生五材，民并用之，废一不可。

"五材"，杜预注云："金木水火土也。"

《左传·文公七年》又载：

水火金木土谷，谓之六府。

《左传·昭公二十五年》又载：

用其五行。

《国语·郑语》亦云：

以土与金木水火，杂以成百物。

《国语·鲁语》云：

地之五行，所以生殖也。

而《尚书大传》解说得尤为切要，它说：

水火者，百姓之所饮食也；金木者，百姓之所兴作也；土者，万物之所资生也，是为人用。（《尚书大传·洪范五行传》）

这些都充分地说明了水、火、金、木、土，无非是五种人类所必需的生活资料而已。

阴阳五行成为一种学说，并成为中国早期的哲学体系的组成部分，是战国末期到秦汉之际的事。因为在这以前，中国唯物主义哲学重点在于说明宇宙万有的生成和发展的原因，对于自然界现象的复杂性、多样性的根据，涉及的便很少。至于有关人类本身的生理现象、心理现象、疾病现象的说明就更加不够了。自从阴阳五行成为一种学说，成为中国古代哲学的原则，也是古代自然科学的原则以后，用阴阳五行的学说来解释客观世界的多样性和它的内在的联系性，显然比单纯地用"道"或"气"来解说更具有说服力，更能较为深刻地反映事物的矛盾对立和相互关联。所以郭沫若氏说：

在神权思想动摇的时代，学者不满足于万物为神所造的那种陈腐的观念，故尔有无神论出现，有太一、阴阳等新观念产生。对这种新的观念犹嫌其笼统，还要更分析入微，还要更具体化一些，于是便有原始原子说的金、木、水、火、土的五行出现。万物的构成，求之于这些实质的五个元素，这思想应该算是一大进步。(《十批判书》)

的确，在古代，阴阳五行说认为世界上一切事物都是由水、火、金、木、土五种不同的阴阳元素互相配合而成的。成分简单的东西，构成它的元素就较简单，比较复杂的东西，如生物、人类，就是由五种元素在复杂条件之下的阴阳变化互相配合而产生的。自然界中，一切东西都不能离开这五种物质元素。所以《素问》说：

夫五运阴阳者，天地之道也，万物之纲纪，变化之父母，生杀之本始，神明之府也。(《素问·天元纪大论》)

"五运"义同五行。这段话意思即是说：宇宙的运动，是按照五行生克、阴阳对待的原则而进行的。所以万物因之而有规律，生命因之而有变化，生杀因之而有往复，以至生生化化，无穷无尽，故曰"神明之府也"。

这种朴素的唯物主义世界观学说，随着古代哲学和科学进一步地结合，竟从这五种不同的阴阳物质的属性中抽象出来而为之演绎了。如《尚书》说：

　　水曰润下，火曰炎上，木曰曲直，金曰从革，土爰稼穑。（《尚书·周书·洪范》）

　　水之性湿润而下流；火之性炎烈而上升；木性本柔，能曲复能直；金性虽坚，可从火化而变革；土性善于变化，为稼穑所从出。照这样演绎出来，一切事物，凡具润下之性的皆为水，凡具炎上之性的皆为火，凡具曲直之性的皆为木，凡具从革之性的皆为金，凡具稼穑之性的皆为土。润下、从革、稼穑皆属阴，炎上、曲直皆属阳。只需从其属性类分，便不必是指实物了，这是中国古代认识论不同于唯物认识论的区别所在。

　　总之，阴阳五行都是在说明客观存在的物质，由于古代人们先认识到物质之存在，更进而认识其不同的属性，分析其不同的运动，以至发展而为阴阳五行学说，这个学说具有唯物主义的、辩证法的元素，但又有所区别。这并不是偶然的，更不是不可知的。

二、阴阳五行学说击破了神权迷信

前面已经谈到，阴阳五行早在殷代的时候便已萌芽了。但不等于说殷人已有阴阳五行的学说。相反，殷人在种族奴隶制国家的统治形成后，思想上普遍存在着"天"和"鬼"的观念。因为自种族国家建立以后，社会上阶级壁垒就形成了，有所谓统治者和被统治者了。最大的一位统治者，自然是殷国王。在人们心目中，在天上，至高无上者是天帝，也称作上帝；在人间，至高无上者是国王，也称作皇帝。天帝有如父亲，皇帝是天帝的儿子，所以称作"天子"。做儿子的，一切都得服从父命，于是天子的所行所为，都可说是天帝的意志。于是所有的被奴役的人都得服从，不服从的话，不仅是违背了天子，而且还违背了天帝，因而人人对天帝都怀有畏敬的心情。《尚书·商书·伊训》说：

惟上帝不常，作善降之百祥，作不善降之百殃。

《尚书》中像这类的例子是举不胜举的。

殷人在氏族制时代，崇拜"玄鸟"，这玄鸟是他们的图腾[3]。后来又崇拜"夔"，这夔是他们的祖先。无论拜"玄鸟"与拜"夔"，都是殷人"尚鬼"的事例。殷人对"天"的观念，一直被周人承袭了，所以周人取得殷政权以后，仍然是毕恭毕敬地崇奉上天和拜祷神祇。

《周书》说：

惟受罔有悛心，乃夷居，弗事上帝神祇，遗厥先宗庙弗祀。(《尚书·周书·泰誓上》)

"受"即殷纣王。周武王伐殷，指责殷纣不祀上帝神祇、不祀宗庙，为罪大恶极，并借此而以为伐殷的理由之一，可见周人对"天"的信奉并不次于殷人。

周武王伐殷商胜利了，便严肃地布告说：

天休震动，用附我大邑周。惟尔有神，尚克相予，以济兆民，无作神羞。(《尚书·武成》)

其意若曰：上天有美意（天休），使我执掌周朝的大权，神祇亦帮助我取得战争的胜利，现在居然有了众多的老百姓来拥护我，我亦无愧于天神了。可见殷周之际，天帝鬼神的观念是很浓厚的。尤其是上层的统治者更为浓厚，因为这样才有利于统治。

但多数的被统治者，由于不堪统治者的压榨，终于怀疑到不会有这样残酷而极不公道的天神。从古代诗歌里很显然看得出他们逐渐对天神的抱怨、怀疑，甚至要革命。

如《诗经》中说：

昊天疾威，天笃降丧；瘨成饥馑，民卒流亡，我居圉卒荒。（《诗经·大雅·召旻》）

天老爷太不好呀，给我们这么大的灾害，到处都遭到饿荒的痛苦，老百姓各自逃亡，数不清的田土房舍都荒芜了。

抱怨的结果，就是对天神的否定，因而他们便说：

下民之孽，匪降自天；噂沓背憎，职竞由人。（《诗经·小雅·十月之交》）

人民大众的罪孽，并不是什么上天所给予的；所有的纷争与祸乱，都是由人（统治者）所制造出来的。

接着就是要挺起胸膛来干，一切依靠自己的努力。他们说：

天命不彻，我不敢傚，我友自逸。（《诗经·小雅·十月之交》）

所谓"天命"是靠不住的，我不能再像过去那样愚蠢了，朋友们！我们应各自拿出豪迈的精神来干。

如前面所引《尚书大传·洪范五行传》说：

> 水火者，百姓之所饮食也；金木者，百姓之所兴作也；土者，万物之所资生也，是为人用。

这一段文字充分说明那些受压迫的奴隶们，理直气壮地要争取掌握水、火、金、木、土这五种生产资料和生活资料。殷周人从被压迫中提出了一个真理，没有什么上帝，组成世界的只是水、火、金、木、土五种物质元素而已。这一从唯物论出发的世界观竟能取天命而代之，在当时确是一个了不起的进步。

到了西周末年，社会发生了根本的变化，族有土地变而为私有，奴隶生产变而为佃农生产，贵族没落，工商业抬头，过去"学在官府"的制度，逐渐变为学术下及于庶人了。《史记》中说：

> 幽、厉之后，周室微，陪臣执政，史不记时，君不告朔，故畴人子弟分散，或在诸夏，或在夷狄，是以其禨祥废而不统。（《史记·历书》）

过去住在官府里的那一批人物，由于他们自身的处境与职务，对现实与天神的认识，往往具有较清醒的自觉，也只有在这样的情况下，他们所具有的自然科学知识，才相对地逐渐摆脱了天神观念的束缚。当然他们还不是彻底的无神论者，在那个时代，他们的身分和教养，都还不允许他们直接否定天神。尽管如此，他们已经不用鬼神而用"五行"来解释万物的构成了，不用天帝而用"阴阳"来解释自然界的变化。前面所提到的《易传》《洪范》《左传》《国语》等，有关阴阳五行的论述都是这样产生出来的。随着人们对真理的发现和学术思想的大转变，于是万有之无限多样性的统一，渐次通过"阴阳学说"表达出来；宇宙运动的规律性，渐次通过"五行学说"的和谐体系暗示出来。因而我们说，阴阳五行学说在古代是神权迷信的劲敌，是击破了神权迷信而逐渐成长起来的。如果说阴阳五行学说是一种迷信，这是多么的不公道呵！

当然，我们亦不能忘记历史上的唯心主义者，如子思[4]、邹衍[5]、董仲舒[6]之流，用阴阳五行说来论证所谓有意识的、有人格的"天"，把阴阳五行学说完全神秘化了。但这不是阴阳五行说的本来面目，尤其与医学范围内所谈的阴阳五行内容有本质上的区别，不能混为一谈。

三、阴阳运动的基本规律

阴阳，应该说是有属性的两种事物的统一体，两者属性之间，既有相对的一面，也有相成的一面。从自然界言，有"天"便有"地"，有"昼"便有"夜"，天为阳，地为阴，昼为阳，夜为阴。天与地的关系，既是相互对待的，又是相互依存的。昼与夜的关系，也是既相互对待，又相互依存的。而属性不同之天阳地阴、昼阳夜阴存在于不可分割的统一体中。他如"上"之于"下"，上为阳，下为阴；"南"之于"北"，南为阳，北为阴；"东"之于"西"，东为阳，西为阴；"大"之于"小"，大为阳，小为阴；"男"之于"女"，男为阳，女为阴；"气"之于"血"，气为阳，血为阴。推而至于百、千、万、亿、兆的事物，无不各有其阴阳的关系存在，也就是无不有其相互对待、相互依存的属性联系。

《素问》说：

阴阳者，数之可十，推之可百，数之可千，推之可万，万

之大不可胜数，然其要一也。(《素问·阴阳离合论》)

王冰注云："一，谓离合也。"阴之于阳，离则为两，合则为一。"离"即为对待，"合"即为依存，这一离一合，即是两者的属性联系所在。相反，两者之间不存在有这种属性的，便无阴阳之可言了。正因为两者之间都有其阴阳的属性存在，按照其相互之间的发展规律运动着，毫无休止的时期，正如周敦颐所说：

五行阴阳，阴阳太极。四时运行，万物终始。混兮辟兮，其无穷兮。(《通书·动静》)

五行亦源出于阴阳，阴阳更出乎太极，所谓太极，即阴阳未分的混一体。即是说，由太极混一体的运动，便分化为有属性的阴阳，阴阳的不断运动，即分化为五行，五行中亦各具阴阳，因之四时得以运行无已，万物得以成始成终。本原于一，即曰"混"，散殊万端，即曰"辟"，因而一混一辟，便没有止息了。

阴阳运动的规律究竟怎样呢？约可分为下列四种方式。

(一) 两体合一

两体，即指事物的两个对立体，或曰对待体。事物两体的对待合一，或叫作对立统一，是为两体合一。相当于现在辩证法中所谓的对立统一原则。凡对待者皆有其合一，凡一体必包含对待；对待者的相摩相荡，相反相求，便引起无穷尽的变化。如《易传》说：

一阴一阳之谓道。(《易传·系辞上》)

乾坤其易之门邪？乾，阳物也；坤，阴物也。阴阳合德，而刚柔有体，以体天地之撰。(《易传·系辞下》)

事物的变化是阴阳相互作用的结果。有阴阳即有变化，阴阳两体若毁灭，变化便会停止，变化停止，也就没有什么阴阳了。要之，变化源于对待，有对待才有变化，没有对待便没有变化，阴阳二者的对待，才是变化之所从出。如《素问》说：

积阳为天，积阴为地。阴静阳躁，阳生阴长，阳杀阴藏。阳化气，阴成形。(《素问·阴阳应象大论》)

阳气清轻，所以天积的阳气至大；阴气重浊，所以地积的阴气至厚。积阳的天体至刚至躁，积阴的地体至柔至静，这天阳的刚躁与地阴的柔静，是对待合一的两面。刚躁的阳气主生发，主肃杀，而发挥其"化气"的作用；柔静的阴气主长养，主闭藏，而发挥其"成形"的作用。这就是阴阳对待不同的两面，统一起来而发挥其相反相成的作用。这种对待统一方式，一般习称为阴阳调和。但对待统一中的阴阳调和，并不意味着阴阳绝对的平均，而是在不同的时间、空间，其属性便要发生不同的变化。如《素问》说：

> 平旦至日中，天之阳，阳中之阳也；日中至黄昏，天之阳，阳中之阴也。合夜至鸡鸣，天之阴，阴中之阴也；鸡鸣至平旦，天之阴，阴中之阳也。(《素问·金匮真言论》)

从一昼夜来看，尽管阴阳各有偏盛偏衰的时刻，仍然是统一而调和的。如此两体对待合一的道理，朱熹[7]颇有明切的解说：

> 阴阳虽是两个字，然却是一气之消息。一进一退，一消一长，进处便是阳，退处便是阴，长处便是阳，消处便是阴。只是这一气之消长，做出古今天地间无限事来。所以阴阳做一个说亦得，做两个说亦得。(《朱子语类》)

不仅此也，朱熹还说：

> 统言阴阳只是两端，而阴中自分阴阳，阳中亦有阴阳。乾道成男，坤道成女，男虽属阳，而不可谓无阴；女虽属阴，

亦不可谓其无阳。(《朱子语类》)

是对待的两者，各自更含对待，层层对待，更无单独。所谓阴阳之中各含阴阳，即谓正中有正负，负中亦分正负。这样无穷尽的对待，无穷尽的合一，实为认识阴阳的核心。所以张载[8]说：

两不立则一不可见，一不可见则两之用息。两体者，虚实也，动静也，聚散也，清浊也，其究一而已。(《正蒙·太和》)

意思即是说，对待普遍存在，而对待皆有其合一，没有合一便见不着对待，没有对待亦将见不着合一。对待、合一，正是变化的根源。故张载还说：

一物两体，气也。一故神，两故化。(《正蒙·参两》)

(二) 动静升降

动静升降，是阴阳具体运动的方式。从阴阳对待的两方说，阳主动，阴主静，阳主升，阴主降。从阴阳对待合一的方面说，动中复有静，静中复有动，升中必有降，降中必有升，如果截然划分开了，便不可能维系阴阳的永恒运动。如周敦颐说：

> 无极而太极，太极动而生阳，动极而静，静而生阴，静极复动。一动一静，互为其根，分阴分阳，两仪立焉。(《太极图说》)

所谓"动"，即物体内在的运动。太极，即是大而无外的物体；太极动，便有阳分出；动极而静，便有阴分出。是所谓"阳"，实即物体之动；所谓"阴"，实即物体之静。动极则静，静极则动，一动一静的互根，即一阴一阳的相续。是阴阳以动静为生命，如果没有动静，便无生命之可言。所以周敦颐又解释说：

> 动而无静，静而无动，物也。动而无动，静而无静，神也。动而无动，静而无静，非不动不静也。物则不通，神妙万物。水阴根阳，火阳根阴，五行阴阳，阴阳太极，四时运行，万物终始，混兮辟兮，其无穷兮。(《通书·动静》)

有动而无静，或有静而无动，这都是没有生命的死物，即曰"物则不通神妙"。动而无动，即是动中有静；静而无静，即是静中有动；有动有静，才是富有生命、变化无穷的神物。富有生命的阴阳动静，是无时或已的。朱熹说：

无静不成动，无动不成静。譬如鼻息，无时不嘘，无时不吸，嘘尽则生吸，吸尽则生嘘，理自如此。阴阳只是一气，阴气流行即为阳，阳气凝聚即为阴。(《注太极图说》)

气之流行即为阳动，气之凝聚即为阴静。严格言之，"动"与"静"只是事物的两种不同方式的运动而已，不能把"静"理解为静止不动。朱熹还说：

静者养动之根，动者所以行其静。(《朱子语类》)

因而动之极即为静之始，静之极即为动之始，故不能把动静分看成两个绝对的东西。

阴阳一动一静的运动，主要表现在"升"和"降"两种方式。《素问·阴阳应象大论》中说：

清阳上天，浊阴归地。是故天地之动静，神明为之纲纪，故能以生长收藏，终而复始。

清阳上天，浊阴归地，就是阴阳一动一静运动的具体表现。如此升降运动不已，则一年四季春生、夏长、秋收、冬藏的变化亦无有止息。

何以证明阴阳的升降运动呢？则如《素问·阴阳应象大论》所云：

清阳为天，浊阴为地，地气上为云，天气下为雨，雨出地气，云出天气。

又《素问·六微旨大论》中说：

升已而降，降者谓天；降已而升，升者谓地。天气下降，气流于地；地气上升，气腾于天。故高下相召，升降相因，而变作矣。

地阴之气，随阳上升于天，阴凝上结，则合以成云；天阳之气，化阴下降于地，阳散下流，则注而为雨。阴雨从阳云以施化，故言"雨出地气"；阳云凭阴气以交合，故言"云出天气"。阳则升，阴则降。地阴之气要上升而不能自升，必得阳气之助而后升，地之阳，即天下降之阳，以阳助阴升，故虽曰"阴升"，而实为阳升。天阳之气要下降而不能虚降，必随阴气之降而后降，天之阴，即地上升之阴，以阴随阳化，故虽曰"阳降"，而实为阴降。当升当降的时候为动，升已降已的时候为静。阴阳升降，即动静相因的道理，略尽于此。

（三）终始嗣续

阴阳运动，为什么无穷极呢？就是由于有它的终始延续性的存在的缘故。邵康节[9]说：

易之数穷，天地终始。或曰：天地亦有终始乎？曰：既有消长，岂无终始？天地虽大，是亦形器，乃二物也。(《观物外篇》)

阴阳之消，是其所终；阴阳之长，是其所始。所以邵康节说"既有消长岂无终始？"一终一始，一始一终，生命便赖此以延续下来了。所以庄子 [10] 说：

无古无今，无始无终，未有子孙而有子孙可乎？(《庄子·知北游》)

无古则无今，即是无始则无终；相反，有古则有今，有始则有终。而子又生子，孙又生孙，亦无非是终始相续的道理而已。正如蔡九峰 [11] 所说：

数终而复乎一，其生生而不穷者也。阴之终，阳之始也；夜之终，昼之始也；岁之终，春之始也；万物之终，万物之始也。是故入乎幽者所以出乎明，极乎静者所以根乎动；前天地之终，其后天地之始乎？(《洪范皇极内篇》)

前天地之终，即是后天地之始，其间毫无间断的。这个道理，是在他老师朱熹所说"昨日之夜，今日之昼耳，阴阳亦一大合辟也"的基础上来发挥的。有的人以为事物运动没有终始，其所谓无终始，实际是指终始的持续无穷而言。王船山[12]说：

> 即始即终，即所生即所自生，即所居即所行，即分即合，无所不肇，无所不成。……成形成色，成生成死，今日始、今日终也。……其始也，人不见其始；其终也，人不见其终。（《周易外传》）

不见其始，不见其终，不等于没有始没有终，其所以不见，是由于其间无所间断的关系，而终始仍是潜然存在着的。有终始，才有更代，有更代，才能持续。如《素问·四气调神大论》说：

> 故阴阳四时者，万物之终始也，死生之本也。

张景岳注解说：

> 阴阳之理，阳为始，阴为终；四时之序，春为始，冬为终。（《类经》）

如此一始一终，而岁序以成。《素问》中又说：

> 终期之日，周而复始……金木者，生成之终始也。（《素问·天元纪大论》）

日往月来，暑去寒来，昼去夜来，都属于"终期之日，周而复始"的更代范畴。金主秋，木主春，春木主生，秋金主成，春生为万物之始，秋成为万物之终，而春去秋来，阴阳终始不断地更代，一年四季便因之而得以持续。不仅此也，《素问·六微旨大论》论六气终始蚤晏云："岁气会同，终而复始。"犹言六十年间，阴阳气数的流行会合，仍然是在终而复始的变化中持续下来的。推而至于千万年，也是由终始而持续下来的。

相传古代有专门阐述阴阳终始道理的书籍，古籍不可得见，而《灵枢·终始》篇是其所遗。《灵枢·终始》篇中说：

凡刺之道，毕于终始，明知终始，五脏为纪，阴阳定矣。……谨奉天道，请言终始，终始者，经脉为纪。

《灵枢·终始》篇的主要内容是：就人体言，以五脏六腑为始，手足十二经脉为终；就人体与自然界的关系言，则阴阳六气为始，而脏腑经脉为终；无论脏腑与经脉的终始也好，阴阳六气与脏腑经脉的终始也好，其间均有阴阳偏盛偏衰的虚实关系发生，便当用补或泻来调治其终始之气的虚实。试看人体十二经脉的循行，始于手太阴，终于足厥阴；太阴肺主气，厥阴肝主血，气为阳，血为阴，是始于阳而终于阴；足厥阴肝复交于手太阴肺，又是始于阴而终于阳。若分别就十二经脉之手足言，始于手太阴终于手阳明，始于足阳明终于足太阴，始于手少阴终于手太阳，始于足太阳终于足少阴，始于手厥阴终于手少阳，始于足少阳终于足厥阴。如此阴阳终始，如环无端，人的生命便得以持续。反之，终而无始，轻则病，重则死矣。《灵枢·终始》篇最后阐述六经的终气，就是终而不始的具体说明。

（四）两极反复

事物的运动和发展是与终始密切结合而不可分割的另一问题，即为"反复"。什么是"反复"呢？事物发展演变，达到极度，无可再进，势必一变而为其反面，如是不已。事物由无有而发生，既发生乃渐充盈、进展，以至于极盛，乃衰萎堕退而终于消亡，而新陈代谢，又有新的事物发生。凡事由成长而剥落谓之"反"，而剥落之极新又生则谓之"复"。"复"在《素问》中称为"迁复"，迁，登也，自下而上为迁。《诗经·小雅》云"迁于乔木"，就是这个含义。迁复是指事物的新生，不是复于故旧。因而"反复"是事物向前推进的一种方式，是螺旋式的上升，而不是"团团转"的循环。

"反复"又不同于"终始"，终始只代表着事物发展的延续性，而反复则象征着事物不断地新生。《易传·象上传》说：

> 反复其道，七日来复，天行也。

天地之所以运行不息，就是由于事物反复的变易而没有终止。《易传·象下传》又说：

> 日中则昃，月盈则食，天地盈虚，与时消息。

一切事物的发展，都会到否定那个地步，事物发展到无可再进的时候，便一变而为其反面，这反面乃象征着事物的新生。正如《易传·系辞下》所谓：

> 穷则变，变则通，通则久。

穷，即事物之发展到极点；变，即反；通，即复生而更始。杨雄 [13] 说：

> 阳不极则阴不萌，阴不极则阳不牙。极寒生热，极热生寒，信道致诎，诎道致信。其动也，日造其所无而好其所新，其静也，日减其所为而损其所成。(《太玄·玄攡》)

极则必反，不极不反，其达到极之前必有积渐的发展。当成长发展时，日达其所无而趋于新，及其衰萎，乃日减损以至于消亡。这个道理在《内经》里也很重视。如《素问·脉要精微论》中说：

> 万物之外，六合之内，天地之变，阴阳之应，彼春之暖，为夏之暑，彼秋之忿，为冬之怒。

夏之暑，即由春暖的积渐发展而来；冬之怒，即由秋忿的积渐发展而来。从春暖而到夏暑，阳之极也；从秋凉而到冬寒，阴之极也。阳极必反而为阴，阴极必反而为阳。所以《素问·阴阳应象大论》又说：

> 寒极生热，热极生寒……阳胜则热，阴胜则寒，重寒则热，重热则寒。……故重阴必阳，重阳必阴。

这种物极而反的反复运动，也就是阴阳两极之间的相互转化。例如冬寒为阴，阴寒至极了，春暖的天气便到来，所以大寒节以后，紧接着便是立春，这就是寒极生热、重阴必阳。夏热为阳，阳热至极了，秋凉的气候便到来，所以大暑节以后，紧接着便是立秋，这就是热极生寒、重阳必阴。《素问·天元纪大论》中说：

> 阴阳之气，各有多少……故其始也，有余而往，不足随之，不足而往，有余从之。

　　无论其为阴气阳气，当其有余时，不足之机已积渐矣，极则一反而为不足；当其不足时，有余之机已积渐矣，极则一反而为有余。寒热阴阳反复之变，理固如此。虽然如此，但今年之热，并不同于去年之热；明年之寒，也不同于今年之寒；所以这种阴阳两极的反复变化，实为螺旋式的反复。

　　凡此两体合一、动静升降、终始嗣续、两极反复，实为阴阳学说对运动方式基本规律的归纳。两体合一，为阴阳之体；动静升降，为阴阳之用，终始嗣续，为阴阳之性；两极反复，为阴阳之变。明乎此，已足以知阴阳之骡桰了。

四、五行学说的基本规律

前面已经谈到五行即阴阳所化生。从历史发展的过程来看，人类先认识昼夜之阴阳，再辨别东南西北中之五方，这是很自然的事。从五行的理论渊源来看，初见于今文《尚书·洪范》篇。其说：

五行：一曰水，二曰火，三曰木，四曰金，五曰土。

这一水、二火、三木、四金、五土的数字，并不是偶然的，试看《易传》便明白了。《易传》中说：

天一，地二，天三，地四，天五，地六，天七，地八，天九，地十。(《易传·系辞上传》)

《正义》云：

此言天地阴阳自然奇耦之数也。

一、三、五、七、九，为天之阳数，二、四、六、八、十，为地之阴数。《正义》又说：

此即是五行生成之数。天一生水，地二生火，天三生木，地四生金，天五生土，此其生数也。如此则阳无匹，阴无耦。故地六成水，天七成火，地八成木，天九成金，地十成土。于是阴阳各有匹耦，而物得成焉，故谓之成数也。

这就具体说明了五行的生成，是出于阴阳匹耦的变化。如果要进一步了解阴阳之数化生五行的道理，便只有用"河图"来说明，可参见图1。

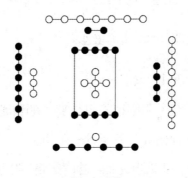

图1　河图

图中白圈为阳数，黑圈为阴数。从图1中可以看出：阳数"一"与阴数"六"相匹耦于北方，阴数"二"与阳数"七"相匹耦于南方，阳数"三"与阴数"八"相匹耦于东方，阴数"四"与阳数"九"相匹耦于西方，阴数"十"与阳数"五"相匹耦于中央。水、火、木、金、土五行，便由此阴阳数的匹耦而生成于北、南、东、西、中五方了。杨雄说：

> 一六为水，为北方，为冬日；二七为火，为南方，为夏
> 日；三八为木，为东方，为春日；四九为金，为西方，为秋
> 日；五五为土，为中央，为四维日。(《太玄·玄数》)

这说明五行是生成于五方五季的阴阳变化，一、二、三、四、五为生数，六、七、八、九、十为成数，生数少，成数多。《素问·六元正纪大论》云：

> 太过者其数成，不及者其数生。

于此可以领悟其含义了。

数之所起，起于阴阳；阴阳往来，在于日道。十一月冬至日，南极阳来而阴往，冬至日一阳初生，故以一阳生为水数。五月夏至日，北极阴进而阳退，夏至一阴生，宜乎以一阴生为火数了，但火既生于阴，不应该属奇数，而应该属耦数，故以六月二阴生为火数。盖一年六阴六阳，以五月为一阴，六月为二阴，七月为三阴，八月为四阴，九月为五阴，十月为六阴也。从冬至到夏至，当为阳气之来，一月属春木，正当三阳之气（十一月为一阳，十二月为二阳，一月为三阳，二月为四阳，三月为五阳，四月为六阳），因而以三为本之生数。从夏

至到冬至，当为阴气之进，八月正属秋令，又适当四阴之气，因而以四为金之生数。三月为季春月，正当五阳之气，虽季春、季夏、季秋、季冬四个季月都属土（即杨雄所指的"四维日"），而季春为四季月之首，故以五为土之生数。天一生水、地二生火、天三生木、地四生金、天五生土之义，略尽于此。

至于六、七、八、九、十之成数，为水、火、木、金四行皆生于五土之义。如水数之一，得土数之五则为六；火数之二，得土数之五则为七；木数之三，得土数之五则为八；金数之四，得土数之五则为九。土本五数，再加五则为十。此杨雄言"五五为土"，而不言十之所由也。杨雄又说：

一与六共宗，二与七为朋，三与八成友，四与九同道，五与五相守。（《太玄·玄图》）

其义亦无非言其阴阳之相合而已。《易传·系辞云》：

天数五，地数五，五位相得，而各有合。

正属此义。毛西河[14]欲改河图名为"天地生成图"，理即在此。五行中各含阴阳之义，据此亦很显然了。《白虎通》[15]说：

五行者，何谓也？谓金、木、水、火、土也。言行者，

欲言为天行气之义也。(《白虎通义·五行》)

所谓五行，亦即五气运行之义。五气如何运行呢？约分为生治、承制、亢乘、胜侮四个方面，兹分述如下。

(一) 生治

生治，即五行始于"木"而终于"水"，以木、火、土、金、水依次相生，各行分治于春、夏、长夏、秋、冬五季的运行。《白虎通义》说：

五行所以更王何？以其转相生，故有终始也。木生火，火生土，土生金，金生水，水生木。(《白虎通义·五行》)

春木、夏火、长夏（六月）土、秋金、冬水，顺一年五季时令的递变，则五行相生的道理便很明显。《素问》说：

显明之右，君火之位也。君火之右，退行一步，相火治之；复行一步，土气治之；复行一步，金气治之；复行一步，水气治之；复行一步，木气治之；复行一步，君火治之。(《素问·六微旨大论》)

"显明"是日出的卯正东方，日出的右边，即从卯到巳的东南方，日躔从卯到巳，即由春分而清明、而谷雨、而立夏、而小满，统为君火主治的节令。日躔从巳到未，由东南而转到正南方，即由小满而芒种、而夏至、而小暑、而大暑，统为相火主治的节令。日躔从未到酉，由正南而转到西南方，即由大暑而立秋、而处暑、而白露、而秋分，统为土气主治的节令。日躔从酉到亥，由西南而转到西北方，即由秋分而寒露、而霜降、而立冬、而小雪，统为金气主治的节令。日躔从亥到丑，由西北而转到正北方，即由小雪而大雪、而冬至、而小寒、而大寒，统为水气主治的节令。日躔从丑到卯，由正北而转到东北方，即由大寒而立春、而雨水、而惊蛰、而春分，统为木气主治的节令。日躔至此一周，又行于显明之右。以上说明气候虽分为六，而仍由五行相生之序所变化，无非"火"分化为君相二气而已。于此亦看出五行生治的顺序，实为自然变化规律之所在。而《五行大义》[16]引《白虎通义》说：

　　木生火者，木性温暖，火伏其中，钻灼而出，故木生火。火生土者，火热故能焚木，木焚而成灰，灰即土也，故火生土。土生金者，金居石依山，津润而生，聚土成山，山必生石，故土生金。金生水者，少阴之气，润泽流津，销金亦为水，所以山云而从润，故金生水。水生木者，因水润而能生，故水生木也。《元命苞》[17]云：阳吐阴化，故水生木也。(《五

行大义·论相生》)

所谓"生"者，养也，阴阳之气相互养育而化生也。如果以为产生之生，殊失古人阳变阴合的意义。

（二）承制

承制，即五行之间各有所约制和防制的意义。若五行只是无原则的相生，而无所约束，这一定会影响事物的正常发展，因而在"相生"的同时必须"相制"。王安道说：

> 承犹随也，然不言随而言承者，以下言之，则有上奉之象，故曰承。虽谓之承，而有防之之义存焉。……制者，克胜之也，然所承者，其不亢则随之而已，故虽承而不见。（《医经溯洄集》）

是"承制"也，就是后人所言的"克制"，但属于正常的克制，也就是王安道所谓随而防之之义。如何承制呢?《素问》说：

> 相火之下，水气承之；水位之下，土气承之；土位之下，风气承之；风位之下，金气承之；金位之下，火气承之；君火之下，阴精承之。（《素问·六微旨大论》）

这样就构成了水克火、土克水、木克土、金克木、火克金相互承制的关系。相互承制之间，各就其阴阳性质之不同而发生不同的承制作用。《素问》说：

木得金而伐，火得水而灭，土得木而达，金得火而缺，水得土而绝，万物尽然，不可胜竭。(《素问·宝命全形论》)

金坚能伐木，木壮则土裂(达)，土厚则水阻，水多能灭火，火焚可灼金。是其相互承制，实亦本于物性的自然，自然物性虽如此，亦不过是明确事物之间有相互约制之理如是而已，不能真以实物况之。故《白虎通义》说：

众胜寡，故水胜火也。精胜坚，故火胜金。刚胜柔，故金胜木。专胜散，故木胜土。实胜虚，故土胜水也。(《白虎通义·五行》)

如此众寡、精坚、刚柔、专散、实虚，相互约制，隐于生治之中，而不亢极，一生一制，得以维持事物发展的常态，正如《素问·六微旨大论》所谓"制生则化"也。也就是说，一制一生而变化无穷。

（三）亢乘

盛之极而为"亢"，凡事物亢极则乖，而强凌弱、众暴寡，这便叫作"乘"。事物之至于亢极，往往是由于失所承制而然。亢而无制，则强者愈强，而如《易传》所说：

> 亢之为言也，知进而不知退，知存而不知亡，知得而不知丧。（《易传·乾》）

像这样亢极之气，而无所承制，势必乖乱日盛，而乘其所胜。《素问·六节藏象论》说：

> 未至而至，此谓太过，则薄（迫）所不胜，而乘所胜也，命曰气淫。

"淫气"，即恃其亢盛之气而肆为淫虐之义。

以上所谈的五行承制（克制），都叫作"所胜"。金克木，即木为金之所胜；木克土，即土为木之所胜；土克水，即水为土之所胜；水克火，即火为水之所胜；火克金，即金为火之所胜。金假其亢盛之气而乘木，木假其亢盛之气而乘土，土假其亢盛之气而乘水，水假其亢盛之气而乘火，火假其亢盛之气而乘金，便为五行之气的"亢乘"。这亢乘和承制是有所不同的，承制是正常的克制、约制，是与生治的关系相互为用，而维系五行运动正常的规律的；亢乘则为亢胜之气，过分地加之于所胜之气，而具有非常的危害作用。《素问·六微旨大论》所谓"亢则害，承乃制"，就是在说明"亢乘"与"承制"的基本区别。

（四）胜侮

"胜侮"，即被克之气胜而有余，反而欺侮克我者之气，即所谓的"反克"。如《素问》中说：

> 气有余，则制己所胜，而侮所不胜。其不及，则己所不胜侮而乘之，己所胜轻而侮之，侮反受邪。（《素问·五运行大论》）

如金本克木，但木气有余，反能欺侮着金气，这就是"而侮所不胜"。又如金气衰，木气乘其衰而欺侮之，这就是"己所胜轻而侮之"。木本克土，但土气有余，反能欺侮木气；木气衰，土亦能乘其衰而欺侮之。土本克水，但水气有余，反能欺侮土气；土气衰，水亦能乘其衰而欺侮之。水本克火，但火气有余，反能欺侮水气；水气衰，火亦能乘其衰而欺侮之。火本克金，但金气有余，反能欺侮火气；火气衰，金亦能乘其衰而欺侮之。

　　总之，亢乘胜侮，都是凭其太过之气而乘胁或欺侮。乘胁为承制之气有余，而危害于被克制者；欺侮为受制者之气有余，而反侮其承制者。如此亢乘、胜侮，五行中生治、承制的运动便因此而遭到破坏。《素问·六微旨大论》云"害则败乱，生化大病"，即是说亢而无制，则为危害，其结果使五行生治、承制的运动败乱失常，则不生不化，病变遂由是而发生了。

　　以上，意在说明古代的阴阳五行说，不仅具有素朴的唯物观，而且还富有自发的辩证法思想方法。

五、阴阳五行学说在医学中的运用

中医学在生理、病理、诊断、治疗、摄生各方面，都有其独特的理论体系，其理论体系的基本精神，都贯通有阴阳五行学说，正如《素问》说：

论理人形，列别脏腑，端络经脉，会通六合，各从其经；气穴所发，各有处名；谿谷属骨，皆有所起；分部逆从，各有条理；四时阴阳，尽有经纪；外内之应，皆有表里。(《素问·阴阳应象大论》)

故学习中医学，如不首先贯通阴阳五行的道理，便无从升堂入室。所以郑康成[18]在驳《尚书》今古文五行互异时说：

今医疾之法，以肝为木，心为火，脾为土，肺为金，肾为水，则有瘳也；若反其术，不死为剧。(《礼记注疏》)

的确，如以阴阳五行学说为渺冥不可究诘，置而弗问，于治疗时是颇难下手的。兹就阴阳五行学说运用于医学中的几个主要方面，分述如次。

（一）生理方面的应用

正如苏联 B. Γ. 华格拉立克 [19] 教授所说："在中医的概念中，认为脏器不仅是形态学上的一个单位，而且是一个机能单位。"所以中医学在关于生理方面的阐述，并不十分着重谈脏器的形态，而主要是演绎其功能作用。在阐述功能作用时，又必以阴阳五行说为其最基本的理论依据。《素问》说：

> 夫言人之阴阳，则外为阳，内为阴；言人身之阴阳，则背为阳，腹为阴；言人身之脏腑中阴阳，则脏者为阴，腑者为阳，肝、心、脾、肺、肾五脏皆为阴，胆、胃、大肠、小肠、膀胱、三焦六腑皆为阳。(《素问·金匮真言论》)

这说明脏腑内外、形体内外，同样可以用阴阳的属性来概括。古人认为肝、心（包括心主包络）、脾、肺、肾五脏，均为贮藏精气的器官，它的主要功能在储藏阴精而不泄漏。《素问·生气通天论》中说："阴者，藏精而起亟也。"五脏既能藏精气来适应全身的需要（起亟），所以"脏"便属阴。胆、胃、大肠、小肠、膀胱、三焦六腑，均为消磨水谷，灌输气化，排泄液汁和糟粕的器官，其主要功能在排泄、灌注而无阻滞。《素问·生气通天论》中说："阳者，卫外而为固也。"六腑既能消磨水谷而化气，并排泄液汁糟粕于体外，所以"腑"便属阳。

《素问·阴阳应象大论》中说："阴在内，阳之守也；阳在外，阴之使也。"前面已经谈到，阴阳是两体合一的。五脏藏精属阴，为阳腑之内守；六腑行气属阳，为阴脏的外使；这就充分表明阴脏阳腑之间的两体合一作用了。

五脏六腑的阴阳属性既已确定，还须用五行学说的方法来分析和阐述。《素问》说：

> 人有五脏化五气……木生酸，酸生肝；……火生苦，苦生心（包括心主包络）；……土生甘，甘生脾；……金生辛，辛生肺；……水生咸，咸生肾。（《素问·阴阳应象大论》）

所谓"生"就是"养"的意思。所言酸、苦、甘、辛、咸，也不是指现实的食味，无非各代表五行的气、性而已。换句话说，是用五行的道理来抽象地演绎五脏的功能。而五脏与六腑又是表里相配合的，诚如《素问·调经论》中所说："五脏者，故得六腑与为表里。"其表里配合的顺序是：肝脏合胆腑，肝主里，属于足厥阴经，胆主表，属于足少阳经；心脏合小肠腑，心主里，属于手少阴经，小肠主表，属于手太阳经；

心主包络脏合三焦腑，心主包络主里，属于手厥阴经，三焦主表，属于手少阳经；脾脏合胃腑，脾主里，属于足太阴经，胃主表，属于足阳明经；肺脏合大肠腑，肺主里，属于手太阴经，大肠主表，属于手阳明经；肾脏合膀胱腑，肾主里，属于足少阴经，膀胱主表，属于足太阳经。

所谓"经"，即各脏各腑的经络。经络通于足的，即称为足经；经络通于手的，便称为手经。于此看出，无论脏腑经络，总是一阴一阳相配合的，因而在五行方面，六腑之五行，即随其属脏之五行而确定。如肝属木，胆亦属木；心属火（君火），小肠亦属火；心主包络属火（相火），三焦亦属火；脾属土，胃亦属土；肺属金，大肠亦属金；肾属水，膀胱亦属水。不过在脏的五行，统属于阴；在腑的五行，统属于阳。阴阳中各具五行、五行中各有阴阳之理，于此亦足以说明了。

（二）病变方面的应用

以上说明人体的五脏六腑无非是阴阳五行相依为用的统一体，这统一体的关系破坏了，即是病变的所由发生。《素问》中说：

阴胜则阳病，阳胜则阴病，阳胜则热，阴胜则寒；重寒则热，重热则寒。(《素问·阴阳应象大论》)

阴阳之所以各有偏胜，就是由于对立统一的关系遭到了破坏，阳胜之极则为热，阴胜之极则为寒，阳之性为热，阴之性为寒。阳热偏胜，阴寒不仅不能适应，反而阴从阳化，便是阳胜而为热了；阴寒偏胜，阳热不仅不能适应，反而阳从阴变，便是阴胜而为寒了。阴从阳化，是火反侮水；阳从阴变，是水来乘火。此即寒热病变之所攸分。

但是，阴阳偏胜达到两极以后，势必随其"反复"的运动规律而转化，又转化为"重寒则热，重热则寒"相反的两个极端。例如寒冷愈甚，干燥亦愈甚，寒为阴而燥为阳，即是"重寒则热"之变。炎热愈甚，潮湿亦愈甚，热为阳而湿为阴，是为"重热则寒"之变。重寒则热，为水极似火，阴盛格阳；重热则寒，为火极似水，阳盛格阴。在临床上，重寒则热，往往为真寒假热证。如许多退行性的慢性疾病，患者各部分的机能异常衰弱，衰弱之极，可能一时出现精神焕发、食欲增进、脉大而快、发热等旺盛或紧张的现象，而衰弱是其本质，外表的现象是属于虚性兴奋的假象，这便是"重寒则热"病变的具体表现。相反，重热则寒，往往为真热假寒证。如许多进行性的急性疾病，在体温过高的时候，患者反而会出现四肢厥冷、皮肤青紫、脉搏微细等种种衰竭的现象，而高热是其本质，外表的现象是由高热而引起机能障碍的假象，这便是

"重热则寒"病变的具体表现。

这阴阳偏胜发生疾病的过程，亦必须用五行的生克乘侮关系来分析和阐述。《素问》说：

> 五行者，金木水火土也。更贵更贱，以知死生，以决成败，而定五脏之气，间甚之时，死生之期也。(《素问·脏气法时论》)

所谓"贵""贱"即是指盛衰，"更贵更贱"，也就是五行各有阴阳而互为盛衰。由其盛衰不同，五脏六腑病变的间、甚、成、败、死、生等，都可以由此而判断了。究竟如何分析判断呢？《素问·脏气法时论》中说：

> 肝主春（木），足厥阴（肝）少阳（胆）主治，其日甲乙（木）……病在肝，愈在夏（火）……甚于秋（金）……持于冬（水），起于春（木）。

> 心主夏（火），手少阴（心）太阳（小肠）主治，其日丙丁（火）……病在心，愈在长夏（土）……甚于冬（水）……持于春（木），起于夏（火）。

> 脾主长夏（土），足太阴（脾）阳明（胃）主治，其日戊己（土）……病在脾，愈在秋（金）……甚于春（木）……持

于夏（火），起于长夏（土）。

肺主秋（金），手太阴（肺）阳明（大肠）主治，其日庚辛（金）……病在肺，愈在冬（水）……甚于夏（火）……持于长夏（土），起于秋（金）。

肾主冬（水），足少阴（肾）太阳（膀胱）主治，其日壬癸（水）……病在肾，愈在春（木）……甚于长夏（土）……持于秋（金），起于冬（水）。

以上的春、夏、长夏、秋、冬，都不是指的实际的节令，而是代表着木、火、土、金、水五行的性质。这五行的性质，又包含着自然界的五运六气的变化，人体内的五脏六腑的生克关系。例如：肝在五行属甲乙木，肝的本身属于足厥阴经，与足少阳经的胆腑是一表一里，肝脏为里为阴木，胆腑为表为阳木。无论阴木的肝还是阳木的胆发生了病变，均按五行相互生克的规律来分析。如木能生火，因而木病得着火气便能好转（愈于夏）；金能克木，因而木病又遇着金气便会严重（甚于秋）；水能生木，如木病而遇着水气便甚平稳（持于冬）；肝为木，春亦为木，如木病而遇着木气是得着同气的帮助，也会有好的转机（起于春）。

其他各脏腑亦依此类推。这个规律的发现，在中医临床上是有丰富的经验可以印证的。因此运用五行推理的分析,能帮助我们在临床时辨识疾病,确定治疗的方向,这是很可宝贵的。

(三)诊断方面的应用

对人体的生理和病变的认识,既是根源于阴阳五行运动规律的,则中医望、闻、问、切等诊断的方法,其主要即在观察其阴阳五行变化之所在。《素问》说:

诊法常以平旦,阴气未动,阳气未散,饮食未进,经脉未盛,络脉调匀,气血未乱,故乃可诊有过之脉。切脉动静,而视精明,察五色,观五脏有余不足,六腑强弱,形之盛衰,以此参伍,决死生之分。(《素问·脉要精微论》)

施行望、闻、问、切等诊断方法,古人强调要在黎明平旦的理由,是由于被诊断者的"阴气未动,阳气未散"。那么,诊断的基本精神是在诊察阴阳气的盛衰,就可想而知。所以《素问》又说:

持诊之道,先后阴阳而持之。……诊合微之事,追阴阳之变,章五中之情。……是以切阴不得阳,诊消亡;得阳不得阴,守学不湛。(《素问·方盛衰论》)

阴阳的概念，是很广泛的。诸如阳动阴静，阳刚阴柔；阳倡阴随，阳施阴受；阳升阴降，阳前阴后；阳上阴下，阳左阴右；数者为阳，迟者为阴；进者为阳，退者为阴；表者为阳，里者为阴；至者为阳，去者为阴；发生者为阳，收藏者为阴；阳之行速，阴之行迟。……这一切一切的阴阳变化，都可以通过望、闻、问、切各种诊法，从各个方面分析尽致。这就叫作"诊合微之事，追阴阳之变，章五中（指脏腑）之情"。同时前面已经谈到阴阳并不是绝对孤立的，所以还要更细致地从阴病中省察其阳的变态，从阳病中省察其阴的变态，否则便不能算是尽到诊断的能事。不仅此也，还要求如《素问》所说：

微妙在脉，不可不察；察之有纪，从阴阳始；始之有经，从五行生；生之有度，四时为宜。……是故声合五音，色合五行，脉合阴阳。（《素问·脉要精微论》）

无论望、闻、问、切哪一种诊断方法，不仅要分辨阴阳，还要细细地分辨五行。如肝属木为角音，心属火为徵音，脾属土为宫音，肺属金为商音，肾属水为羽音。角为木音，其音长；徵为火音，其音躁；宫为土音，其音浊；商为金音，其音响；羽为水音，其音清。又五色：肝木青，心火赤，脾土黄，肺金白，肾水黑。《素问》又说：

> 赤欲如帛裹朱，不欲如赭；白欲如鹅羽，不欲如盐；青
> 欲如苍璧之泽，不欲如蓝；黄欲如罗裹雄黄，不欲如黄土；黑
> 欲如重漆色，不欲如地苍。(《素问·脉要精微论》)

帛裹朱、鹅羽、苍璧之泽、罗裹雄黄、重漆色等，是脏腑形色神气充足的色泽，虽病，尚未至阴阳两竭，都为吉兆。赭、盐、蓝、黄土、地苍（尘土），是脏腑阴阳气都已败坏，毫无神气可言的死色。

以脉言，肝主木，脉应弦；所谓"弦"，即长劲而有力；其太过不及，均为肝病。心主火，脉应钩；所谓"钩"，即脉搏来时很有力量，脉搏去时势衰而微，如曲钩之环大而末梢细；其太过不及，均为心病。脾主土，脉应缓；所谓"缓"，即奂而不弱，有一种冲和的气象；其太过不及，均为脾病。肺主金，脉应毛；所谓"毛"，即浮中带濇，有缓缓下沉的气象，但确乎不沉；其太过不及，均为肺病。肾主水，脉应石；所谓"石"，即脉于深部沉而实在；其太过不及，均为肾病。凡此脉象，"脉从阴阳病易已，脉逆阴阳病难已"(《素问·平人气象论》)。阴病得阴脉，阳病得阳脉，为"从"；病脉阴阳相反为"逆"。"从"则病变单纯，较易已；"逆"则病变复杂，

便难已。

（四）治疗方面的应用

阴阳五行学说，既然能用于解释生理、病变、诊断各个方面，因而关于治疗理论，当然亦可以阴阳五行学说为依据。所以《素问》说：

圣人之治病也，必知天地阴阳，四时经纪，五脏六腑，雌雄表里，刺灸砭石，毒药所主。(《素问·疏五过论》)

人在自然界中生活，自然界的阴阳四时变化必然是很密切地影响着人体，这是外在的环境；脏腑有雌雄（阴阳），经络有表里（阴阳），这是内在的环境。在治疗时如果不善于掌握内在外在的阴阳变化，便很难恰当地运用刺、灸、砭石、毒药种种治疗方法。如何具体掌握内在外在的阴阳变化并进行治疗呢？《灵枢》中说：

春夏先治其标，后治其本；秋冬先治其本，后治其标。(《灵枢·师传》)

春夏为阳，阳气主发越于外，因而病常在外，外为内之标，所以应治其外在的标病，再图其内在的本。秋冬为阴，阴

气主敛藏于内，因而病常生于内，内为外之本，所以应治其内
在的本病，再图其外在的标。这是联系四时阴阳变化而治疗
的常则。有常则有变，常则虽如此，但不必视为定法。又如
《素问》说：

> 调气之方，必别阴阳，定其中外，各守其乡。内者内治，
> 外者外治，微者调之，其次平之，盛者夺之、汗之、下之，寒
> 热温凉，衰之以属，随其攸利。(《素问·至真要大论》)

"中外"即内外，即是阴阳。要审阴阳，便得先定内外。
病在内即治其内，病在外即治其外，这样阴阳攸分，是不容颠
倒的，这是治疗的先决问题。阴阳既分辨清楚了，便当随其病
变的轻重进行治疗。如小有寒邪调之以温药，小有热邪调之以
凉药，这就是"微者调之"。病有大寒平之以热药，病有大热
平之以寒药，这就是"其次平之"。如实邪亢盛至极，便非直
攻而夺取之不可。如邪盛于外，可以发汗夺取之；邪实于内，
可以攻下夺取之。寒盛，则夺之以热；热盛，则夺之以寒；温
盛，则夺之以凉；凉盛，则夺之以温。诸如此类，无一不是随
其阴阳变化之所在而"衰之以属"也。

至于治疗的药物，亦不外运用五行气味的阴阳升降作用。
《素问》说：

辛甘发散为阳，酸苦涌泄为阴，咸味涌泄为阴，淡味渗泄为阳。六者或收、或散、或缓、或急、或燥、或润、或奂、或坚，以所利而行之，调其气使其平也。(《素问·至真要大论》)

辛、甘、酸、苦、咸、淡六者之性，实即五行之味，辛为金味，酸为木味，甘、淡为土味，咸为水味，苦为火味。辛味主散主润，甘味主缓，酸味主收主急，苦味主燥主坚，咸味主奂，淡味主渗泄。凡此气味，升而轻者为阳，降而重者为阴。能掌握了这五行气味的阴阳作用，便能各因其所利而行之，达到调气使平的目的。

(五) 摄生方面的应用

古人早已明确认识到，人体能适应自然界的阴阳五行变化便不会发生疾病的道理，于是提出了"不治已病，治未病"的摄生之道，唤起人们对摄生的注意。摄生之道如何讲求呢？重要的是在注意适应四时阴阳的变化。《素问》说：

夫四时阴阳者，万物之根本也。所以圣人春夏养阳，秋冬养阴，以从其根。……逆之则灾害生，从之则苛疾不起，是谓得道。(《素问·四气调神大论》)

前面不少地方已经谈到阴根于阳、阳根于阴、阴以阳生、阳以阴长的道理。人们能在春夏季里善于保养阳气以为秋冬之用，在秋冬季里善于保养阴气以为春夏之用，这就是讲求摄生的最根本工夫。譬如春季三月，正是阳气生发之时，应该尽量保持心情舒畅，使神志亦和自然界的生命一般，欣欣向荣，不要稍有损害，这便是保养春气生发的摄生之道。夏季三月，是阳气越发壮盛的时候，人们便经常保持着精神的充沛，并适当地使阳气有所疏泄，这是保养夏气壮长的摄生之道。秋季三月，正是天高气爽，风气劲疾的时候，人们的神志应该尽量内敛，不要与这肃杀的秋气有所忤逆，这是保养秋气肃降的摄生之道。冬季三月，正是冰封地冻阳气内藏的时候，人们更要注意使阳气潜藏，适当的保持温暖，不要受到寒邪的侵胁，这是保养冬气闭藏的摄生之道。在一年四季中，能把养生、养长、养收、养藏这四步摄养工夫做得很好，也就把肝木、心火、肺金、肾水四脏之气调摄适宜，中央脾土便自然有所寄托，而经常保持其中和之道，健康自如。相反，如不能分别四时，把握阴阳，便如《素问》所说：

逆春气，则少阳不生，肝气内变；逆夏气，则太阳不长，心气内洞；逆秋气，则太阴不收，肺气焦满；逆冬气，则少阴

不藏，肾气独沉。(《素问·四气调神大论》)

"少阳"即肝胆木的生发之气，"逆春气"则木被郁而无所生发，势必病变从而内生。夏令属火，在脏腑为心与小肠，小肠为手太阳经，"逆夏气"则不仅心火衰竭，太阳小肠之火亦无所长养而洞虚于内。肺主秋，肺气主内敛而清肃下降，如"逆秋气"，则手太阴肺气不能收敛而降，反而焦燥逆满于上矣。冬令属水，在脏腑为肾与膀胱，肾主足少阴经，如果"逆冬气"，则真阳不藏于下而化气，阴湿邪气便独沉滞于下焦了。凡此病变，统为违逆阴阳变化之道而使然。所以《素问》说：

从阴阳则生，逆之则死；从之则治，逆之则乱；反顺为逆，是谓内格。(《素问·四气调神大论》)

结　语

阴阳，是中华民族在较早的时期，在生活实践中体验而逐渐认识到的。五行在最初发现的时候为五方观念，既而则实指人们日常所必需的五种生产资料和生活资料而言，所以又叫作五材。这些认识都是唯物的。

到了春秋以后，这种从唯物论出发的阴阳五行概念，已经逐步地发展成为一种独特的学说了，而且还建立成为素朴的、唯物主义的、辩证的哲学体系。阴阳着重在阐明许多事物的对立统一特性，五行则在更细致地分析事物的相互依存、相互约制的整体观念，以揭示复杂系统变化发展的规律。

在古代，阴阳五行说，于击破神权迷信方面是起到了巨大的积极作用的。阴阳五行说运用于中医学领域里，无论在生理、病变、诊断、治疗、摄生等任何方面，总是以阴阳调和来说明人体内部的矛盾统一，以及人与自然界内在外在环境的统一，以五行生治、承制的理论来具体说明机体内部的联系，以及内外的联系，认为事物都是相互依存（相生），同时又是相互约制（相克）的，在正常的生理状态是相生相克共存，在病变的过程中则表现为相乘相侮。

中医学对阴阳五行学说的运用，一向是用以观察自然现象，说明人体生理、病理诸现象的，而不同于用以解释社会、历史、伦理等观念的唯心论者，从这个角度来说，阴阳五行学说是唯物主义的，而不是唯心主义的。

注　释

[1] 周敦颐，北宋道州人，约生于宋真宗天禧元年到神宗熙宁六年（公元 1017—1073 年），字茂叔，世居营道县濂溪上，故称濂溪先生。为宋朝理学的开创人，以太极阴阳解释宇宙，著有《太极图说》《通书》。宋朝有名的二程（程颢、程颐），都是他的学生。

[2] 卜辞，龟卜的文辞。殷人占卜用龟甲，所以在殷墟（现河南安阳）所发掘的甲骨文字，皆为占卜所用而刻制的文辞，一般称之为卜辞。

[3] 图腾，即标志之意。是氏族社会形成时各部落所采用的各自区别的标志，后来即发展为一种原始社会中带有宗教色彩的象征。由于初民知识的蒙昧，对一切自然现象盲目地崇拜，便以所崇拜的和特别保护的、特定的东西为图腾。如农耕民族，往往选择特定的植物或日月星辰为图腾。商的玄鸟、夒，夏的牛蟜，周的鼋等，都是原始氏族社会中的图腾，以及后来对于龙凤龟麟的崇拜，也是一种图腾的遗迹。就是

我们今日的姓氏中，如马、牛、羊等，也都是图腾名称的遗留。玄鸟，《诗经·商颂·玄鸟》云："天命玄鸟，降而生商。"《诗经·商颂·长发》云："有娀方将，帝立子生商。"《郑笺》云："天使鳦下而生商者，谓鳦遗卵，娀氏之女简狄吞之而生契。""鳦"即玄鸟，玄鸟即燕子。"契"为商之祖。"夒"，音豪，是一种贪兽，亦说是母猴，颇具人形，见《说文》。

[4] 子思，孔子的孙子，约生于周敬王二十七年到威烈王二十年（公元前493—406年）。子思认为，朴素的五行说会给予统治者不利，又无法予以根本上的否定，便把五行附会到人事、政治和迷信各方面，由五行而化为貌、言、视、听、思五事，以及五福、六极的赏罚等，朴素的五行说遂由此而神秘化了，详见《中庸》各章。

[5] 邹衍，战国时临淄人，约生于周显王二十九年到赧王五十五年（公元前340—260年）。邹衍是燕昭王的老师，居于稷下，是当时的阴阳家大师，倡言"五德转移"的学说，认为历代帝王的兴废，都是由于金木水火土五行的转移所致。著《邹子》多篇，今皆失传，惟《史记·孟轲荀卿列传》中，尚可窥见其学说的端倪。清·马国翰编的《玉函山房辑佚书》中有《邹子》一卷，即《吕氏春秋》卷十三应同篇，可参考。

[6] 董仲舒，汉广川人，约生于汉惠帝五年到武帝元封六

年（公元前 190—105 年）。董仲舒是汉代思潮的权威，"罢黜百家"就是出自他的建议。他的思想是儒家与阴阳家的混合产物，好讲阴阳五行及天象人事的相应，其代表著作为《春秋繁露》。

[7] 朱熹，宋婺源人，侨寓建州，约生于宋高宗建炎四年到宁宗庆元六年（公元 1130—1200 年），字元晦，一字仲晦，晚号晦翁，绍兴进士。朱熹综合了周敦颐、邵雍、张载、程颐、程颢的思想，而成体系，大抵是主张穷理以致其知、反躬以践其实，尤以居敬为主。宋代理学到了朱熹才集大成，他整理中国文化最有成绩，著作甚多，在哲学上最要者为《四书章句集注》《四书或问》《朱子语类》《朱文公文集》等。

[8] 张载，北宋郿县横渠镇人，约生于宋真宗天禧四年到神宗熙宁十年（公元 1020—1077 年），字子厚，世称横渠先生。张载的学说最宏伟渊博，他以"气"及"太虚"解释宇宙，宇宙万有，皆气所成，而气之原始是太虚，气即最细微最流动的物质，太虚便是时空，以气与太虚解说宇宙，实可谓一种唯物论。著有《正蒙》《东铭》《西铭》《理窟》《易说》《语录》等。

[9] 邵康节，名雍，字尧夫，宋范阳人，约生于宋真宗大中祥符四年到神宗熙宁十年（公元 1011—1077 年）。精通《周

易》，研究象数之学，他以"数"来解释整个宇宙及人的历史，认为宇宙及历史都是受"数"支配的体系，以数的关系贯穿一切，代表他学术思想的为《皇极经世书》。死谥康节，世称康节先生。

[10] 庄子，战国时宋国蒙人，约生于周显王九年到赧王三十五年（公元前360—280年），名周，字子休。庄子是融合老子、惠施的学说而自成一大系统的哲学家，他的学说是一种玄妙深闳的神秘哲学，以忘情感、泯分别的直觉为求真知之道。著有《庄子》一书。

[11] 蔡九峰，名沉，字仲默，宋建阳人，约生于宋孝宗乾道三年到理宗绍定三年（公元1167—1230年），是朱熹的学生，父丧后隐居九峰，屡荐不起，世称为九峰先生。著有《书集传》《洪范皇极内篇》等书。

[12] 王船山，名夫之，字而农，号薑斋，明末清初衡阳人，约生于明神宗万历四十七年到清康熙三十一年（公元1619—1692年），居于衡阳的石船山，人便称之为船山先生。王船山极反对王阳明致良知的学说，最推崇张载，张载的唯气哲学，至王船山才得到进一步的发挥；他以为道本于器，由唯气进而讲唯器，实为一种较显明的唯物论。著有《船山遗书》五十二种，以《周易外传》《尚书引义》《正蒙》《思问录》等

最是他研究哲学的代表作。

[13] 杨雄，又作扬雄，西汉成都人，约生于汉宣帝甘露元年到王莽天凤五年（公元前53—公元18年），字子云。杨雄口吃，而学博深思，初以文章名世，后来便讨厌词赋文章而不肯作了。他崇信道家的自然论，他的学术思想是《老子》和《易传》学说的混合体，著有《太玄》《法言》等。

[14] 毛西河，名奇龄，字大可，一字齐于，原名甡，字初晴，明末清初萧山人，世称西河先生。本为明诸生，明亡，遁隐，康熙间举鸿博，授检讨职，被命纂修明史，因病乞归，自此不复出。著有《分经集》《文集》凡数百卷。

[15]《白虎通》，本名《白虎通义》，汉·班固等撰。后汉章帝时诏诸儒在北宫的白虎观里，考定五经同异，而写成这四卷书，初定名《白虎通德论》。后又由班固撰集其事，除征引《六经传记》而外，兼涉纬谶，才定名为《白虎通义》。为考证古义的必要书籍，一般省称《白虎通》。

[16]《五行大义》，书凡五卷，隋·萧吉著，书中阐述五行的大义凡二十四论，可谓仅存讲解五行的专书，书中援引往往有佚亡的书籍，尤为可贵。清嘉庆间鲍廷博因许某得自日本佚存丛书中的本子，校刊于歙县，国中才有传本。

[17]《元命苞》，春秋纬书的一种，书佚已久，《古微书》

中有辑本。

[18] 郑康成，名玄，汉高密人，约生于东汉顺帝永建二年到献帝建安五年（公元 127—200 年），是马融的学生。郑康成博通诸经、三统历、九章算术等，为一代纯儒。黄巾起义时，特别优待他。凡《易》《诗》《礼》《仪礼》《论语》《孝经》《尚书大传》等都由他加过注，著有《天文七政编》《鲁礼禘祫义》《六艺论》等；死后，门人集其问答言论，称为《郑志》，凡八卷。

[19] 苏联 В.Г.华格拉立克教授，曾来华任我国卫生部顾问。1956 年返国前，曾在中华医学会等五个学会全国会员代表大会上作关于学习中医问题的报告，其题目为"对中医学研究和科学论证方面的见解"，全文曾刊载于全国各中西医学杂志，本文所引据《新中医药》七卷八期。

附　录

河图洛书浅说

◎任应秋

在讨论阴阳五行学说的时候，往往会牵涉到“河图洛书”的问题，诚如杨雄所说：“大易之始，河序龙马，洛负龟书。”(《覈灵赋》)其意思即是说，易理是原始于《河图洛书》的。谈阴阳的无不始于《易》，而《易》又始于《河图洛书》，那么，讨论阴阳五行牵涉到《河图洛书》便很可理解了。《河图洛书》之说出于《易传》，书中说：

河出图，洛出书，圣人则之。(《易传·系辞上传》)

颜师古注曰：“则，效也。”古之圣人如何效《河图洛书》呢？《汉书》说：

伏羲氏继天而王，受河图则而画之，八卦是也。禹治洪水，赐洛书而陈之，洪范是也。圣人行其道而宝其真。(《汉

书·五行志》）

这无异乎说：八卦出自河图，洪范出自洛书。而"八卦"是阴阳演变的极则，"洪范"是五行生成的原始，则《河图洛书》与阴阳五行的关系，便不言而可知了。自从有"河序龙马，洛出龟书"的传说后，许多人都以为真有龙马负图自"河"而出，灵龟负书自"洛"而出似的，"图"即为马体所生之旋毛所构成，"书"即为龟甲所坼的纹采所显示。这种附会是很难取信于人的。杭辛斋说：

　　龙马负图，乾龙坤马，即乾坤也。灵龟吐书，戴九履一，即坎离也。后人不察，必求龙马以实之，泥龟形而坼之，不亦愚乎！（《易楔·图书》）

"乾坤"为先天之数，"坎离"为后天之数，"图书"即推数的公式。然则，所谓"河图"即推先天数的公式；所谓"洛书"即推后天数的公式而已。

其推数的内容究竟如何呢？宋以前则无所考，到了宋初陈希夷氏，始出龙图之数，邵康节因之，定五十五数为河图，四十五数为洛书。兹就河洛两推数公式的内容分述如次。

一、河图

杨雄说:

一与六共宗，二与七为朋，三与八成友，四与九同道，五与五相守。(《太玄经·玄图》)

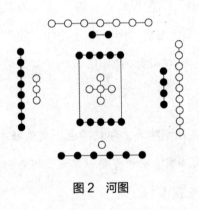

图2　河图

这是构成河图数的基本规律，参见图2。在十数中，一、三、五、七、九为奇数，属阳；二、四、六、八、十为偶数，属阴。"一"与"六"，一阴一阳在下方，是为"一与六共宗"；"二"与"七"，一阴一阳在上方，是为"二与七为朋"；"三"与"八"，一阴一阳在左方，是为"三与八成友"；"四"与"九"，一阴一阳在右方，是为"四与九同道"；"五"与"十"，一阴一阳在中央，是为"五与五相守"。本应是"五"与"十"相守，如何言"五"与"五"相守呢? "五"与"五"

即为"十"，《太玄》讲"九"数，故置"十"不言，且数止于"九"，至"十"则复为"一"，"十"为数之盈虚所在也。

河图五方之数既定，如何分析其数理呢？

中央的"五"和"十"，为衍数的子母数，"五"为衍数之母，"十"为衍数之子也。"衍"即蔓衍无极，变化无穷之谓。《易传·系辞》云"大衍之数五、十"，即同此义。四方的数叫作四象数：一、二、三、四等四个数，为四象之"位"；六、七、八、九等四个数，为四象之"数"；"六"为老阴数，"九"为老阳数；"八"为少阴数，"七"为少阳数。《易·璇玑·六九定名》，所谓"二老位于西北，二少位于东南"，即指此四象数而言。

阴阳分老少，其含义如何呢？这是基于"阳顺阴逆"的道理而命名的。四象两阳数两阴数，七、九为阳，六、八为阴。阳则从上而下，必须顺数，先七而后九，故七为少阳，九为老阳。阴则从下而上，必须逆数，先八而后六，故八为少阴，六为老阴也。

怎样推衍呢？

先衍其四位数。在下的"一"与在右的"四"相加，适为"五"数；在上的"二"与在左的"三"相加，又适为"五"数；两个"五"加起来，二五得十，则相当于中央的衍数"五""十"矣。

再衍其四象数。以"四"乘下方的"六",则为四六二十四;再以"六"相乘,则为六六三十六;三十六与二十四相加,适为六十。以四乘左方的八,则为四八三十二;再以六相乘,则为六八四十八;三十二与四十八相加,适为八十。以四乘上方的七,则为四七二十八;再以六相乘,则为六七四十二;四十二与二十八相加,适为七十。以四乘右方的九,则为四九三十六;再以六相乘,则为六九五十四,五十四与三十六相加,适为九十。结果各为其原数的十倍,而成中央衍子之数矣。何以必用"四"来乘呢?因四象之数,本为四数也。又何以再乘六呢?以十数除去四,只余六也。复以在下的"六"与在右的"九"相加,适为十五;在上的"七"与在左的"八"相加,又适为十五。邵康节以"五十五"数为河图的道理,于此便很显明了。

又四方之数,何以必称为"象"呢?即《易传·系辞》所谓"天垂象,地成形"之象,亦即万物主形象也。"象"之中何以又分"位"和"数"呢?郑康成说:

布六于北方以象水,布八于东方以象木,布九于西方以象金,布七于南方以象火。(《易楔·图书引》)

则"六"在下为北方,"七"在上为南方,"八"在左为东方,"九"在右为西方。如此,不仅四方之位因此而定,即五行之象亦因数而出。郑康成又说:

天地之气各有五(即《易传》所谓天一、地二、天三、地四、天五、地六、天七、地八、天九、地十)。五行之次:一曰水,天数也;二曰火,地数也;三曰木,天数也;四曰金,地数也;五曰土,天数也。此五者,阴无匹,阳无耦,故又合之地六为天一匹也,天七为地二耦也,地八为天三匹也,天九为地四耦也,地十为天五匹也。(《易楔·图书引》)

换言之,即天一生水,地六成之于北;地二生火,天七成之于南;天三生木,地八成之于东;地四生金,天九成之于西;天五生土,地十成之于中央。于此,河图之数即天地阴阳生成五行之数也。一、二、三、四、五,为五行的阴阳生数,六、七、八、九、十,为五行的阴阳成数。天生地成,地生天成,阴阳五行,万象毕见。

五行由五方的象数生成,有什么依据呢?曰:数之所起,起于阴阳,阴阳往来,在于日道。以十二月分阴阳,则一年六阴六阳。夏至一阴生,故以五月为一阴,六月为二阴,七月为三阴,八月为四阴,九月为五阴,十月为六阴,阴至此而极矣；冬至一阳生，故以十一月为一阳，十二月为二阳，一月为三阳，二月为四阳，三月为五阳，四月为六阳，阳亦至此而极矣。明乎此，五行的生数，可得而说矣。

十一月冬至日，南极阳来而阴往，冬属水，由一阳初生，故以"一"阳数为水的生数；五月夏至日，北极阴进而阳退，夏属火，由一阴初生，一阴实即二阴，以一为阳之始数，二为阴之始数也，况火既生于阴，不应该为奇数，而应为偶数，故以六月的"二"阴数为火的生数；从冬至到夏至，当为阳气之渐来，一月属春木，正当三阳数，故以"三"阳数为木的生数；从夏至到冬至，当为阴气之渐进，八月属秋金，正当四阴数，故以"四"阴数为金的生数；土旺于四季，三月季春、六月季夏、九月季秋、十二月季冬，这四个季月都为土的寄旺月，但以季春三月为首，而三月正当五阳之数，故以"五"阳数为土之生数。一水、二火、三木、四金、五土生数之义，略尽于此。

至于六、七、八、九、十的成数，以水、火、木、金四行均成于土数之五而然也。水数一，得土数五，则为六，故以"六"为水之成数；火数二，得土数五，则为七，故以"七"为火之成数；木数三，得土数五，则为八，故以"八"为木之成数；金数四，得土数五，则为九，故以"九"为金之成数；

土数本五，再加五，则为十，故以"十"为土之成数。于此并可以悟出《素问》"土常以生"的道理了。

总之，河图的天地阴阳十数化生五行，一水居北，二火在南，三木居东，四金在西，五土位于中央，则显然看出一年阴阳变化，由北而东，而南，而中央，而西，而北，由水生木，木生火，火生土，土生金，金生水。难怪毛西河说：河图即天地生成数之图也。

二、洛书

蔡元定说：

九宫之数，戴九履一，左三右七，二四为肩，六八为足，五居中央，龟背之象也。(《易楔·图书引》)

九数在上，一数在下，是为"戴九履一"；三数在左，七数在右，是为"左三右七"；二数在上方九数的右角，四数在上方九数的左角，是为"二四为肩"；六数在下方一数的右角，八数在下方一数的左角，是为"六八为足"；五数独居于四正四隅的中央，这就构成了洛书的基本规律，参见图3。

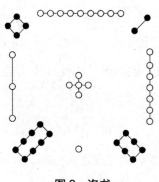

图 3　洛书

如何分析洛书这数的规律呢？

首先，应该了解其一、二、三、四和六、七、八、九的相含。一与六相含而为水，二与七相含而为火，三与八相含而为木，四与九相含而为金。因而从图 3 中看出，六数在一数的旁边，七数在二数的旁边，八数在三数的旁边，九数在四数的旁边，土的五数在中央而不显现十数，正含有一得五而成六，二得五而成七，三得五而成八，四得五而成九的道理。

其次，应了解其为四正四隅，对待相生。在下方的一数，与在上方的九数相对，一为水而九为金；右下角的六数，与左上角的四数相对，六为水而四为金；便成"金生水"之数。右上角的二数，与左下角的八数相对，二为火而八为木；在左方的三数，与在右方的七数相对，七为火而三为木；便成"木生火"之数。以金木而生水火，此后人所以有"洛书为坎离数"

之说也。

又其次，应了解其无论纵横错综均能化为"十五"数。一、六、八，横于下共为十五；二、四、九，横于上亦为十五；三、四、八，竖于左适为十五；二、六、七竖于右仍为十五；三、五、七，横划于中为十五；一、五、九，竖立于中亦为十五；二、五、八，斜插之为十五；四、五、六，斜插之亦为十五。要之，四正四隅无不为"十五"之数，此邵康节所以以"四十五"为洛书数也。

又其次，应了解其五行相克之序。从北而西，而南，而东，而中央，而北观之，则下方和右下角一六之水，克右方和右上角二七之火，火克上方和左上角四九之金，金克左方和左下角三八之木，木克中央五之土，土克下方和右下角一六之水。然则，洛书数即阴阳五行生克之数也。

尤有进者，河图数与洛书数的阴阳异同，亦不可不知。杭辛斋说：

洛书与河图相异，骤视之似一六与三八未易，而二七、四九乃互易其方者，实则为一、三、五不动，一三五者，天阳之生数，不可动者也。《周易》乾用九，九即一、三、五之积数也，故易道扶阳而抑阴，非阳之有待于扶，而阴必处于抑也。

天地阴阳之数，理本如是。论其体，阳生于阴；言其用，则阴统于阳。如河图之六合一为七，七阳也；二合七为九，九阳也；三合八为十一，一阳也；四合九为十三，三阳也；五合十为十五，五阳也。总数五十有五，亦阳也。洛书之对位，则皆阴也，一、九合十，三、七合十，二、八合十，四、六合十，总数四十，皆阴数也。而御之以中五，刚纵横上下交错无不为五十，总数四十有五，皆阳数矣。洛书之位，一居于北，与河图同，此为万数之本，不可动摇。《乾·文言》曰：确乎其不可拔者，此也。（《易楔·图书》）

要而言之：河图之数，五十有五，故统计其全图计数之圈，亦为五十有五；洛书之数，四十有五，故统计其全图计数之圈，亦为四十有五；相合适为一百之数，万物万象，至微至大之数，均穷于此矣。本来天地之数，始于"一"而终于"九"，十百之数，则又见其"一"数之始生，因而天地之数是无穷无尽的。

阴阳互根论

◎石寿棠

《易》曰："太极生两仪，两仪生四象，四象生八卦，八卦相错，万物生焉。"太极，阴含阳也。仪象，阳分阴也。阳不能自立，必得阴而后立，故阳以阴为基，而阴为阳之母。阴不能自见，必待阳而后见，故阴以阳为统，而阳为阴之父。根阴根阳，天人一理也。

以定位言，则阳在上，阴在下，而对待之体立。以气化言，则阴上升，阳下降，而流行之用宏。请以卦论，乾为天，乾之左为坎水，右为兑水，是水行天上也，而非水也，乃水之阴气上升于天也。若阴升于天，而气化之不及，则阴霾四起，而天象变矣。坤为地，坤之左为震之雷火，巽之风火，离之正火，是火出地下也，而非火也，乃火之阳气下降于地也。若阳降于地，而气运之不周，则赤卤不毛，而地象变矣。

然论卦象犹虚也，请实征诸时。试观一岁之间，夏至以后，酷暑炎蒸，若非阴气潜生，大雨时行，则大地皆成灰烬矣。阴气上升，其明证也。且阴气上升于天，得天之布濩，而阴气乃弥纶于无际。冬至以后，阴凝寒冱，若非阳气潜藏，水泉流动，则世人皆成僵冻矣。阳气下降，其明证也。且阳气下降于地，得地之酝酿，而阳气乃发育于无穷。

独是阴气上升，而非自升，必得阳气乃升，地之阳，即天下降之阳，以阳助阴升，故不曰阳升，而曰阴升。阳气下降，而非虚降，必含阴气以降，天之阴，即地上升之阴，以阴随阳化，故不曰阴降，而曰阳降。若是阴阳互根，本是一气，特因升降而为二耳。

以人言之。人之阴升，脾胃水谷精微之气，上升于肺，如《经》所谓"饮入于胃，游溢精气，上输于脾，脾气散精，上归于肺"，是即水行天上也。气中有水，故曰阴升，然水不离乎气也。若非气水蒸腾，而为邪水上泛，则水溢高原，而肺胀喘嗽诸证生矣。然气水既生于胃，必胃中水谷充满，而后阴气乃旺。《经》故曰："精气生于谷气。"若胃气自病，则生化之源绝，安望阴升乎？且夫阴气非能自升，必借阳气乃升。肾之真阳，即肺下降之阳，惟肺阳下归于肾，得肾之含纳，而阳气乃收藏不越。人之阳降，肺之阳气下降于肾，如天之阳气潜藏于地，是即火出地下也。水由气化，故曰阳降，然气不离乎水也。若非气水涵濡，而为燥阳下降，则金枯水竭，而劳咳骨蒸诸证生矣。然则，阳气不可虚降，必含阴气以降，肺之真阴，即脾胃肾上升之阴，惟脾胃肾之阴上升于肺，得肺之敷布，而阴气乃充周一身。《经》故曰："肾上连肺。"又曰："无阴则阳无以生，无阳则阴无以化。"

然而阴阳升降，不可得而见也，请借证釜甑。釜中之水谷，水也；釜底之火，火也。釜上之气，即为阳气；气中之水，即为阴气。然必釜中水谷充满，又得釜底之火以熏蒸之，釜上之盖以统束之，而后气中之水，絪缊煦育，上蒸下布。气中有水，即是阴升；水由气化，即为阳降。若釜中水谷不充，则无米之炊，将见釜底之火，仅存虚阳，釜上之盖，亦为虚器。又或釜中虽有水谷，而釜底无火，不独精气不能蒸运，即渣滓亦难销熔。釜上无盖，不独统摄无权，亦且漫溢不治。然则，阴阳二气，非相需而不可须臾离者哉！

然就二气而权衡之，阴承阳，阳统阴，阳气一分不到即病，阳气一分不尽不死，人自当以阳气为重。然阳气固重，阴气亦重，何也？人事与病，多致阴伤者也。《经》云"静则神藏，动则消亡"，日用操劳，皆动机也，动则所生之少，不敌所耗之多。病亦动机也，动则六气皆从火化，化火则必伤阴，则又当以阴气为重。譬如行舟，行者气也，行之者水也，水足气始旺也。再譬诸灯，灯火，火也，油，水也，油足火始明也。气为血帅，血又为气航，此阳统阴而基于阴之理也。若无阴，则阳气亦无依而亡矣（阴液脱者死，大肉脱者亦死）。故阴阳二字不读曰阳阴，而读曰阴阳，其亦可以恍然悟矣。

五行生克论

◎石寿棠

水、木、火、土、金，五行生克，一阴阳升降之旋相为宫也。生为长养，即是阴升；克为制化，即是阳降。然必阴先升而后阳乃降，亦必阳能降而后阴转升。五行不克则不生，如有妻而无夫也。乃相生之道，人皆知之，相克之道，人多不察。请详言之。

肾主地、主阴、主水，五液亦皆主地、主阴、主水；肾中真阳之气，絪缊煦育，上通各脏腑之阳；而肾中真阴之气，即因肾阳蒸运，上通各脏腑之阴；阳助阴升，以养肝木，则木气敷荣，血充而气畅矣。由是，肝得上升之阴气而养心火，则火气温润，血生而脉行矣。由是，心得上升之阴气而养脾土，则土气健运，统血而散精矣。由是，脾得上升之阴气而养肺金，则金有治节，调元而赞化矣。肺得上升之阴气，转降而入肾，则水精四布，五经并行矣。此五行一气相生，始于肾，终于肺，地所以上交乎天也。

肺主天、主阳、主气，敷布阴液，以柔肝木；木得下降之阳气所制，则温柔和缓，不似燥急难平矣。由是，木来疏土，土得下降之阳气所制，则宣松运化，不似困钝不灵矣。由是土来治水，水得下降之阳气所制，则知周输泄，不似氾滥无归矣。由是，水来济火，火得上升而复下降之阳气所制，则心肾相交，不似火炎水燥矣。由是，火来暖金，金得上升而复下降之阳气所制，则津液分布，不似金寒水冷矣。此五行一气相克，始于肺，终于肾，天所以大包乎地也。

然则，五行之生，虽五脏之阴递升而生，实肾之阳助肾之阴递升而生，阴之升，天统之而地承之也。五行之克，虽五脏之阳递降而克，实肺之阳统肺之阴递降而克，阳之降，地承之而天统之也。生固为生，克以为生，生克二者，非即阴升阳降循环而不穷者哉！

然而，生克又不可太过也，太过则非真阴真阳升降以为生，而为邪水邪火升降以为害也。

木赖水生，水泛则木浮，木浮则火湿，火湿则土困，土困则金埋，金埋则水愈泛，五内有水而无火，则泻利、肿满诸湿病生矣。

火赖水克，水盛则火灭，火灭则金寒，金寒则木湿，木湿则土困，土困则水滥，水滥则火愈灭，五内有水而无火，则泻利、肿、满诸湿病亦生矣。火赖木生，木胜则自焚，火焚则土燥，土燥则金枯，金枯则水涸，水涸则木愈焚，五内有火而无水，则风、劳、蛊、膈、三消诸燥病生矣。

土赖木克，木强则土弱，土弱则水泛，水泛则火衰，真火衰则虚火旺，阳无以生，阴无由化，阴不化则金燥，金燥则木愈强，火既亏而水亦亏，土无火必滥，则痞满、肿胀、泄泻诸湿病生，土无水必干，则蛊、膈、三消诸燥病又相继而生矣。土赖火生，火炎则土燥，土燥则金熔，金熔则水亏，水亏则木炽，木炽则火愈炎，五内有火而无水，则谵狂、膈消诸燥病生矣。

金赖火克，火炎则金燥，金燥则木炽，木炽则土焦，土焦则水涸，水涸则火愈炽，五内有火而无水，则肺劳、肺痿、咳血诸燥病亦生矣。金赖土生，土重则金埋，金埋则水泛，水泛则木浮，木浮则火困，火困则土杂，五内交困于水火（土包五行，故多兼病），则痞满、胀痛燥湿诸病又杂沓而生矣。

水赖土克，土燥则水竭，水竭则火炎，火炎则金烁，金烁则木枯，木枯则土愈燥，五内有火而无水，则膈消、窘迫、下利诸燥病生矣。水赖金生，金寒则水冷，水冷则木滥，木滥则火湿，火湿则土困，土困则金埋，金埋则水愈冷，五内有水而无火，则喘嗽、肿胀、泻利诸湿病生矣。

木赖金克，金亢则木削，木削则土陷，土陷则水亏，水亏则火炎，火炎则金愈亢，五内有火而无水，则劳咳、咽痛、窘迫、下利诸燥病生矣。

生克一有太过，则克固为克，生亦为克。且人身真阴真阳，只有此数，凡见太过，实由不及。太过不及，则为浊阴、为燥阳，浊阴则不为阴而为水，燥阳则不为阳而为火。五行生克，不外水火，生克太过不及为病，亦不外水火。水流湿，火就燥，故水火二气为五行之生成，燥湿二气为百病之纲领。

阴阳以气言，水火以形言。坎为水，水色黑，黑属阴；然水外暗而内明，空灵活泼，实为阴中之阳，故坎中满。离为火，火色赤，赤属阳；然火外明而内暗，且返本归根，则其色黑，实为阳中之阴，故离中虚。以形质言，水火质虚，木金土质实，是水火又为木金土之先天矣。火有形无质，必依附于物而乃有质，水虽有质而极虚。故论五行生成之序，则水一、火二、木三、金四、土五。论五行生克之序，则生始于水，克始于金。知五行气质、阴阳生克，乃知天人一贯道理，玩集中各论自明。

阴阳治法大要论

◎石寿棠

阳，天道也；阴，地道也。非天之阳，地亦不凝，而万物不生；非地之阴，天亦无依，而万物不成。天主动，无一息之静，使稍不动，则失其健运之机，而万物屯矣；地主静，无一息之动，使稍不静，则失其贞凝之义，而万物否矣。人身之阳，法天者也，一失其流行之机，则百疾起；人身之阴，法地者也，一失其安养之义，则百害生。阴阳二气，固不可稍偏而或失也。夫所谓阳者，乃人身之真阳。真阳，阴中之阳，非燥烈无济之亢阳。亢阳无阴则为火，如天之久旱酷暑，不得不借甘霖以消其亢厉，故丹溪发补阴之论，补阴正所以济阳也。王太仆谓"壮水之主，以制阳光"者，此也。所谓阴者，乃人身之真阴。真阴，阳中之阴，非坚凝寒结之浊阴。浊阴无阳则为水，如天之重阴凛冽，不得不借皓日以致其晴和，故先哲发扶阳之论，扶阳正所以济阴也。王太仆谓"益火之原，以消阴翳"者，此也。

夫乾为阳，坤为阴，乾坤化为坎离，是天地为阴阳之体，水火为阴阳之用，用伤则体害。水火有过不及之弊，在天地则不能无旱涝之灾，在人则不能无燥湿之患，其理一也。阴，人之形也；阳，人之气也。大凡形质之失宜，莫不由气行之失序，故地之万物不生，又皆由天之旱涝失节。人身一分阳气不到之处，则此处便有病。然阴阳互根，凡阳所到之处，皆阴所到之处，若阳到而阴不到，则此处亦有病。

阴阳又当审其虚实。外感实证，先病阳；内伤虚证，先病阴。病阳者，肺主之；病阴者，脾胃肾主之。外感，上焦阳气郁闭，治以开豁，通天气也；中焦阳气燥结，治以苦辛攻下、苦辛开化，平地气也。内伤，中焦阳气下陷，不能上升于肺，治以升补，使地气上腾乎天也；下焦阳气外越，不能下归于肾，治以温纳，使天气下降于地也。盖先天真一之气，自下而上，与后天胃气相接而生，而为人身之至宝。若人真阴受伤，致精不能化气，气即不能归精，于是肾中龙火内烁，而见骨蒸等症，龙火外越，而见发热、颧红、面赤等症。一火兴而五火炽，将见肝之风火、雷火，心之离火，胃之燥火，又必相因而起，而见有余之象。非有余也，实下元不足所致耳。《经》曰："少火生气，壮火食气。"火在丹田以下为少火，即真火；火离丹田而上为壮火，即虚火。虚火，水中之火，不得再以水灭之固也。奈何世执丹溪法，而用知母、黄柏之苦寒以扑灭之，势必愈治愈剧，如雨愈大龙愈腾，欲其潜藏也得乎？不独苦寒不可用也，即甘凉亦当慎投。其在初病，本原未伤者，甘凉清润，犹可获效；若高年以及久病，本原已伤者，法当治以温润，引火归原，如云开日出而龙乃潜也。浊阴可温，桂、附、干姜辛热之属，不得不用；若阴中阳虚，而药偏刚燥，恐阳未能扶，而阴又被劫，治当治以温润，纳气归原。《经》曰"气纳为宝"，盖气纳则归肾，不纳则不归肾，气下归肾者，谓肺气不得归肾，并谓脾胃之气不得归肾也。

夫肾为先天五脏之始，始数一。一，水数也，金为水源，水天本一气也。脾胃为后天五脏之成，成数五。五，土数也，土为万物之母，故精神气血，皆胃气所生，又皆肾气助之以生。胃为人之地，肾为地中之天气，胃肾又本一气。《经》故曰："肾为胃关。"夫所谓胃气者，谷气也。《经》曰："营为水谷之精气，卫为水谷之悍气"。又曰："精气生于谷气。"故"氣"字从气从米，"精"字从青从米，米乃谷之精者也。胃主纳谷，亦主消谷，脾主散精，水谷精气生于胃，输于脾，由脾上输于肺，则为气，从肺回下，入心化血，入肾化精；是生之者胃，升之者脾，降之者肺，地天交泰，胃脾肺又本一气也。《经》故曰："脾为谏议之官，知周出焉。"俗谓脾主消谷，以能食不能化为脾不健，是不知脾之功用也，是指鹿为马也。或曰：饮食伤脾，则又何说？曰：饮食不节，遏郁脾气，脾气为其所郁，则不能散精，而湿斯停矣，是谓伤脾，非脾之过也，良由饮食不节所致耳。

夫人生天地间，天气固重，地气尤重，盖人在天中，而附于地上。生于天中，一呼一吸，与天气相通，而人莫名其妙，亦莫得自主，故凡天之六气，病患之天气者，人不能尽避之。附于地土，实而可据，人得以自主，故凡七情之病，由人事所致者，多病患之地气以及天气。病地气，则胃肾为重，然肾虽主地气，而实为地中之天气，肾属天一所生之水，而为人之先天者，此也。其有胎元薄弱，先天不足者，人不得而主之，又恃调摄后天，以补先天之不足。若是者，胃气不尤重哉！重胃气，非即所以重肾气哉！

夫胃为中土，胃气赖五脏之气以生化。如地无堤防之土，则水无收束，无水则燥，无火则滥，无木则实，无金则死是也。然五脏之气，又赖胃气以成功。如金无土则不生，木无土则不载，水、火无土则无本原，脾土无胃土则不滋润是也。故脾胃谷气不得到肺，则肺之脾胃虚；脾胃谷气不得到心，则心之脾胃虚；脾胃谷气不得到肝，则肝之脾胃虚；脾胃谷气不得到肾，则肾之脾胃虚；胃之谷气不得到脾，则脾之胃虚。若是者，脾胃顾不重哉！内伤百病，可不首固脾胃哉！

请申言之，肺之脾胃虚，则热自内生，热则不能生水，而见虚喘、干咳诸燥证，是肺气不得归肾也。又或肺之脾胃虚，则寒自内生，寒则不能化水，而见喘嗽、肿满诸湿证，是亦肺气不得归肾也。《医学》云："喘，在肾为虚，在肺为实。"夫所谓实者，非真实也，乃肺之阳虚不化，致水上溢高原耳。金寒水冷，非温润纳气不可；邪水射肺，非辛淡输水扶气不可。

心之脾胃虚则热，热则燥，君弱者臣自强，血虚者肝自旺，火水未济，致生虚烦、心热、不寐等证，是心气不得归肾也。或曰：心属火，火性炎上，如何下降？肾属水，水性就下，如何上升？曰：心属火，而心中有血，是火中有真阴，故心火随真阴下降，以交于肾水；肾属水，而肾中有气，是水中有真阳，故肾水随真阳上升，以交于心火。夫真阴真阳者，心肾中之真气也。故欲补心者先实肾，使肾得升；欲补肾者须宁心，使心得降。

肝之脾胃虚则热，热则燥，肝血一亏，肝气即亢，或风雷激搏，致生头疼、呕吐等症；或木火刑金，致生干咳、吐血等症；或燥木侮土，致生胁痛、呕吐、蛊、膈等症，是肝气不得归肾也。夫治肝较他脏尤难，他脏之邪，可移之出腑；若胆虽为肝之腑，而一囊胆汁，藏而不泄，而无出路，虽属腑，而与脏无殊，故肝病较他脏为难治。则惟有清润以濡之，咸柔以潜之，沃水以生木也；甘润以缓之，培土以载木也；微苦以降之，使木火不上僭也；平润以纳之，导木火得下潜也。血能含气，气不耗血，而肝自平矣。其肝有湿热者，方可用苦降、辛通、酸泄之剂；气不条达者，方可用"木郁达之"之法。彼破气、耗血诸品，岂可妄用以伐生气，以耗肝阴也哉！

肾之脾胃虚则热，热则燥，肾阴一亏，肾阳即亢，或骨蒸、发热，或吐血、梦遗，或上咳、下利，是肾气不得归肾也。治法亦不外清润温润，以增水养火而已矣；甘润甘平，以固水火中之脾胃而已矣。

脾之胃虚，则中土自病，或因思虑过度，或因饥饱失宜，以致气结化湿，血结化燥，湿困脾阳，燥伤脾阴等证。胃病则不能散输精气于脾，脾病则不能上输精气于肺，地气不上腾，则天气不下降，是脾胃之气不得归肾也。此则非寒热温凉所能纳也，法当病燥则治燥，病湿则治湿，取纯甘之味，扶土生金，顺其升降之性以纳之耳。

总之，内伤百病，不起于先天，即起于后天，起于后天，又必病及先天。五脏中有一脏不秉生成之气，则形气病。形病不能无害于气，气病不能无害于形，此不易之道，相因之理也。但治之者，不可无标本先后之分。夫阴阳、脏腑、血气，有各自为病者，有相因而至者，有去此适彼者。用药之法，如腑病宜开通，不得以脏药犯之；脏病宜补益，不得以腑药犯之。腑病将及脏，治腑尤须顾脏；脏病将入腑，治脏必兼理腑。腑入脏，脏入腑，又有轻重之异，药亦不得不随其轻重而用之。更有病虽在腑，而起原于脏，则重在治脏；病虽在脏，而起原于腑，则重在治腑。盖病虽在此，不必治此，治此反剧；病已去此，犹当顾此，罔顾此则损。此阴阳、标本、先后、轻重之大略也。

要之，天地与人，不外阴阳二气。天之阴阳失，相燮理之，人之阴阳失，医燮理之。良相良医，总在调剂阴阳，使之两得其平焉已矣。